技工院校工学一体化课程教学资源
技工院校中药专业工学一体化教材

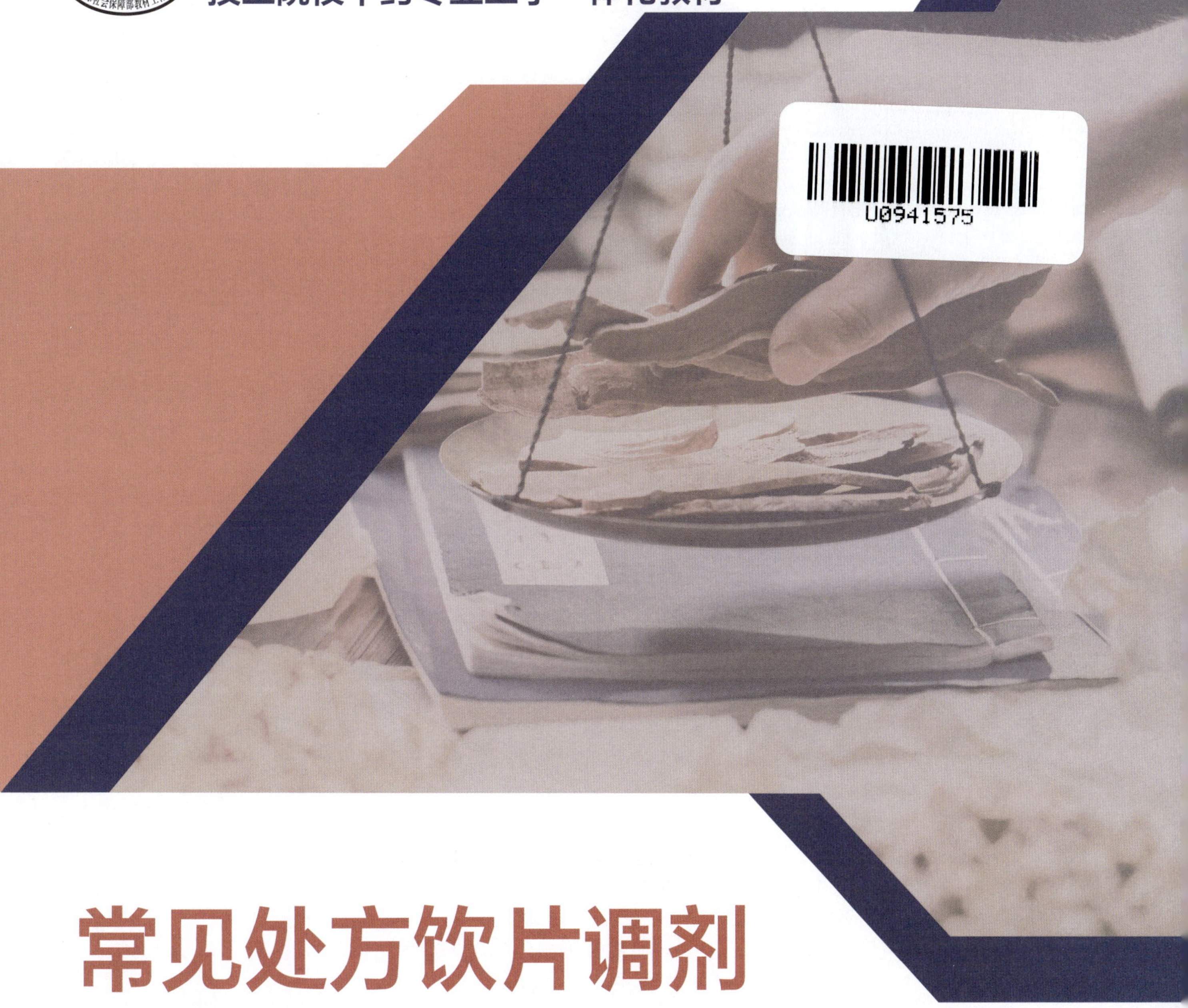

常见处方饮片调剂
工作页

主编◎张晓军

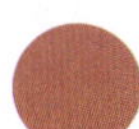
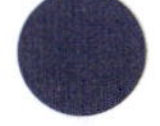

中国劳动社会保障出版社

简介

本书为技工院校中药专业“常见处方饮片调剂”工学一体化课程的工作页，依据《中药专业国家技能人才培养工学一体化课程标准》编写，供各地技工院校开展工学一体化教学使用。

本书主要包括加减六味地黄丸处方饮片调剂、加减四物汤处方饮片调剂、加减保和丸处方饮片调剂、加减桂枝汤处方饮片调剂、加减银翘散处方饮片调剂五个学习任务。

图书在版编目（CIP）数据

常见处方饮片调剂工作页 / 张晓军主编 . -- 北京 :
中国劳动社会保障出版社，2025. -- ISBN 978-7-5167
-7010-8

Ⅰ. R283

中国国家版本馆 CIP 数据核字第 2025DA2525 号

常见处方饮片调剂工作页

CHANGJIAN CHUFANG YINPIAN TIAOJI GONGZUO YE

中国劳动社会保障出版社出版发行

（北京市惠新东街 1 号　邮政编码：100029）

*

北京市艺辉印刷有限公司印刷装订　新华书店经销

880 毫米 ×1230 毫米　16 开本　10.5 印张　257 千字

2025 年 12 月第 1 版　2026 年 2 月第 2 次印刷

定价：28.00 元

营销中心电话：400-606-6496

出版社网址：https://www.class.com.cn

技工院校工学一体化课程教学资源
技工院校中药专业工学一体化教材

开发院校

牵头院校：杭州第一技师学院
参与院校：河南医药健康技师学院　山东医药技师学院
江西省医药技师学院　苏州市电子信息技师学院

指导专家

张晓梅　胡青玲　蒋玲霞

本书编审人员

主　　编：张晓军
副 主 编：罗玲英　郝　晶　胡　杰
参　　编：丁晓娟　刘　燕　刘子越　汤　丽　李　键　吴旭萍
辛艳梅　张　晶　邵淑媛　费　娜　焦文静
主　　审：季火英

序

技工教育的本质是就业教育，其最显著的特征是职业性，其最好的培养模式就是“在工作中学习、在学习中工作”。培育大批高技能人才，既要适应新一轮科技革命和产业变革的需要，也要遵循技能人才成长发展规律，创新技能人才培养方式。推进工学一体化技能人才培养模式改革是推进校企融合、提质培优的重要途径，是技工院校服务制造业和实体经济发展的务实举措。

2009 年，人力资源社会保障部办公厅印发了《技工院校一体化课程教学改革试点工作方案》，分三批在部分技工院校试点开展工学一体化课程教学改革工作，到 2021 年已经覆盖 31 个专业 191 所部级试点院校。经过十多年的发展，理念得到认同、试点不断扩大、学生学习兴趣明显提高，取得了显著成效。2022 年 3 月，人力资源社会保障部印发《推进技工院校工学一体化技能人才培养模式实施方案》，提出在全国技工院校大力推进工学一体化技能人才培养模式，实现百个专业、千所院校、万名教师的“百千万”工作目标，以促进技工院校人才培养模式变革、提升技能人才培养质量、带动形成技工院校改革创新新局面。

新一轮工学一体化课程教学改革开展聚焦“课程标准”“课程资源”“教师培养”三项重点工作，为持续推进技工院校工学一体化技能人才培养模式实施奠定了坚实基础。印发《〈国家技能人才培养工学一体化课程标准〉开发技术规程》，出版《工学一体化课程开发指导手册》，分三阶段指引完成 103 个专业国家技能人才培养工学一体化课程标准与课程设置方案开发；编制《工学一体化课程教学资源开发指南》，开发第一批 14 个专业 37 门课程工学一体化课程教学资源；印发《技工院校工学一体化教师培训标准》，出版《工学一体化教师培训指导手册》，依托工学一体化教师培训基地培育师资队伍；印发《技工院校工学一体化课堂、课程、专业、院校建设标准》，出版《工学一体化课程教学实施指导手册》，指引 1 000 所技工院校对标开展工学一体化优质课堂、精品课程、示范专业、骨干院校的建设工作，实现以评促建的目标。

教材建设是教学改革成果固化的重要载体。本次工学一体化课程教学资源按照工作逻辑呈现实践、理论知识和素养，遵循工作过程六步法，从工作向“工作 + 学习”融合，通过引导问题层层递进，实现“输入—内化—输出—考核”的学习闭环，突出学生心智技能和思维的培养，强调学生个人成长的积累。近年来，通过指导专家、几百位试点院校的骨干教师以及编辑团队共同努力，产出了教学指导用书、工作页及答案、信息页及数字资源等形式的系列教材学材，以满足技工院校的教学使用需求。

本系列教材及配套资源的出版，不仅是对本轮技工院校工学一体化技能人才培养模式改革工作的阶段性总结，也是打通从课程标准到课堂实施最后一公里的全新尝试，意义深远。希望全国技工院校将推行工学一体化技能人才培养模式作为创新人才培养模式、提高人才培养质量的重要抓手，为加快培养具有良好工作思维与习惯、自主学习意识与能力、精湛专业技艺与技能的复合型技能人才作出新的更大贡献！

技工教育和职业培训教学指导委员会

2025 年 4 月

目　录

学习任务一　加减六味地黄丸处方饮片调剂

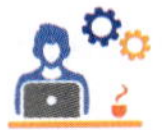

任务描述

任务情景：

某顾客持一张某医院门诊开具的 7 剂加减六味地黄丸处方来药店抓药，该处方正文为熟地黄 24 g、山茱萸 12 g、山药 12 g、牡丹皮 9 g、泽泻 9 g、茯苓 9 g。顾客要求半日后以中药饮片形式取药，回家自行煎煮。

学生从教师处接收加减六味地黄丸处方，明确取药形式；按规范交由教师或学生审核处方，审方无误后，明确药味应付，使用计算机计价软件对加减六味地黄丸处方进行计价；对加减六味地黄丸处方进行中药饮片调配前准备，识别并准备好中药饮片熟地黄、山茱萸、山药、牡丹皮、泽泻、茯苓；对加减六味地黄丸处方进行中药饮片调配（逐剂回戥法）、自查，交由教师或学生药味复核、剂量复核（误差 ±5%），复核无误后学生采用梯形包法对中药饮片进行包装，向教师或学生进行发药交代；最后发放意见卡片调查教师或学生的满意度，并将加减六味地黄丸处方留存备查。

加减六味地黄丸处方调剂需严格执行《中华人民共和国中医药法》《中华人民共和国药品管理法》等法律法规，遵守《中华人民共和国药典》（现行版）、《药品经营质量管理规范》《药品经营质量管理规范实施细则》《处方管理办法》等相关规定。熟知中药处方应付常规，中药饮片调剂操作规程，中药的一般煎煮和服用方法及注意事项。

任务要求：

1. 所调配的中药饮片品种正确、质量合格，剂量误差率应控制在 ±5%。
2. 中药包美观，捆扎结实无漏药，煎药、服药方法交代清楚。
3. 对顾客服务礼貌周到，令顾客满意。

任务资料：

加减六味地黄丸处方

XXX 中医院

门诊部处方笺

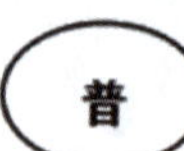

No.0000101

姓名：王某某　性别：男　年龄：62 岁　费别：自费

科别：中医内科　病历号：876XXXX　地址：济南市天桥区XXX

联系方式：189xxxxxxxx　开具日期：2023 年 11 月 16 日

临床诊断：肾阴虚

R

熟地黄 24g　山茱萸 12g　山药 12g

牡丹皮 9g　泽泻 9g　茯苓 9g

7 剂　水煎服，一天一剂，早晚各服一次

医师　刘某

审核

调配

复核

发药

收费
元

学习路径

加减六味地黄丸处方饮片调剂

- 加减六味地黄丸处方的接收与审核
  - 接收处方
  - 解读分析处方并考核
  - 明确处方审核要点
  - 明确中药调剂的常用术语及处方应付常规
  - 明确处方应付并考核
  - 分析处方的组成与应用
  - 审核处方药物是否对证
- 加减六味地黄丸处方的计价
  - 沟通确认取药形式
  - 明确结算的内容及注意事项
  - 演练处方计价操作并考核
- 加减六味地黄丸处方的调配
  - 明确中药调剂员职业形象
  - 填写处方的取药凭证
  - 识别中药调配用具
  - 整理和清洁调剂台及用具
  - 演练戥秤的对戥并考核
  - 明确处方中药饮片的性状鉴别特征
  - 识别处方6味中药饮片并选择调配工具
  - 明确处方调剂的操作规程及注意事项
  - 练习戥秤的规范使用
  - 选择合适的包药纸
  - 调配处方并考核
- 加减六味地黄丸处方的自查与复核
  - 完成处方调配的自查并考核
  - 明确复核的内容和注意事项
  - 电子秤的使用
  - 复核处方的药味、剂量
  - 更正调配问题
- 加减六味地黄丸处方饮片的包装与发药
  - 明确梯形包法的适用范围
  - 演练梯形包的操作方法
  - 演练中药包的捆扎操作并考核
  - 明确发药的礼仪与注意事项
  - 明确中药的煎煮流程及注意事项
  - 明确中药汤剂的服用注意事项
  - 反思发药礼仪和交代的重要性
  - 演练发药与交代并考核
- 满意度调查、清场与反思
  - 明确顾客满意度调查卡的填写要求
  - 演练使用意见卡片法调查顾客满意度
  - 明确普通中药处方留存备案要求及注意事项
  - 演练普通中药处方留存登记
  - 明确中药饮片调剂场地清洁的要求
  - 反思劳动精神
  - 演练中药饮片调剂工作站的清场操作并考核
  - 总结反思中药饮片调剂技术要点

学习环节一　加减六味地黄丸处方的接收与审核

学习目标

1. 能在教师指导下，对加减六味地黄丸处方进行解读分析，明确处方信息，具备基本的服务意识。
2. 能在教师指导下，对处方进行审核，确定处方药味应付和处方药物对证。

建议学时

4 学时

学习要求

序号	学习步骤	学习内容	学时	备注
1	接收加减六味地黄丸处方	1. 中药处方的概念、意义、处方的类型、格式 2. 处方的解读分析 3. 基本的服务意识	1 学时	
2	审核加减六味地黄丸处方	1. 处方审核的要点（并开药名、别名、重名、毒性中药超剂量、特殊处理品种、用药禁忌审核） 2. 处方审核要点的方法 3. 中药调剂的常用术语及处方应付常规 4. 中药处方药味应付法（炮制品应付） 5. 加减六味地黄丸处方的组成与应用 6. 加减六味地黄丸处方药物是否对证	3 学时	

本环节学习流程

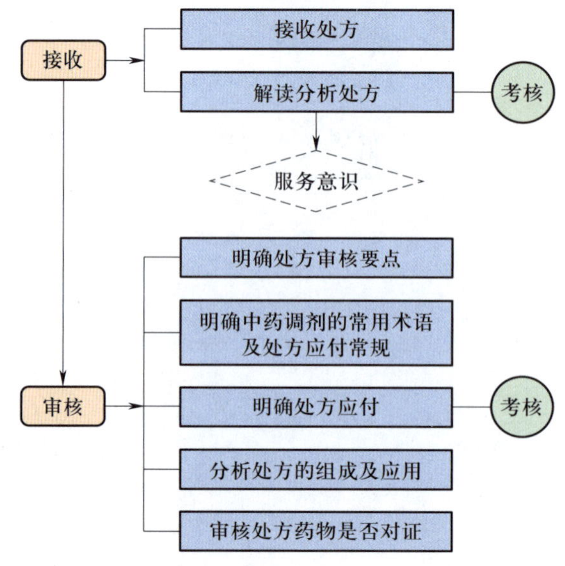

学习步骤一　接收加减六味地黄丸处方

学生活动（一）　接收处方

引导问题：有一位顾客持处方来药店抓药，中药调剂员收到处方后，需要先对处方进行解读分析。请查阅《常见处方饮片调剂信息页》第一章第1节“中药处方的概念、意义以及处方的类型、格式”（第1页），对处方相关知识进行梳理，并完成以下填空题。

1. 处方由_________、_________、_________三部分组成。其中，_________是处方的主要部分。

2. 汤剂的处方正文包括_____________、_____________、_____________、_____________及_____________。

学生活动（二）　解读分析处方并考核

引导问题：请结合《常见处方饮片调剂工作页》学习任务一“任务资料”中的加减六味地黄丸处方，对处方进行解读分析，根据提示完成练习和考核。

1. 小组分角色完成以下练习：请查阅《常见处方饮片调剂信息页》第七章第2节“服务意识－服务意识案例1”（第218页），模拟案例1运用基本的服务意识与模拟顾客沟通，接收加减六味地黄丸处方，对处方进行解读分析，并写出该处方的三个组成部分的具体内容，完成处方信息的确认。

____

____

____

2. 小组内讨论分析下面2张处方（见图1-1-1、图1-1-2）格式的完整性（处方前记、处方正文、

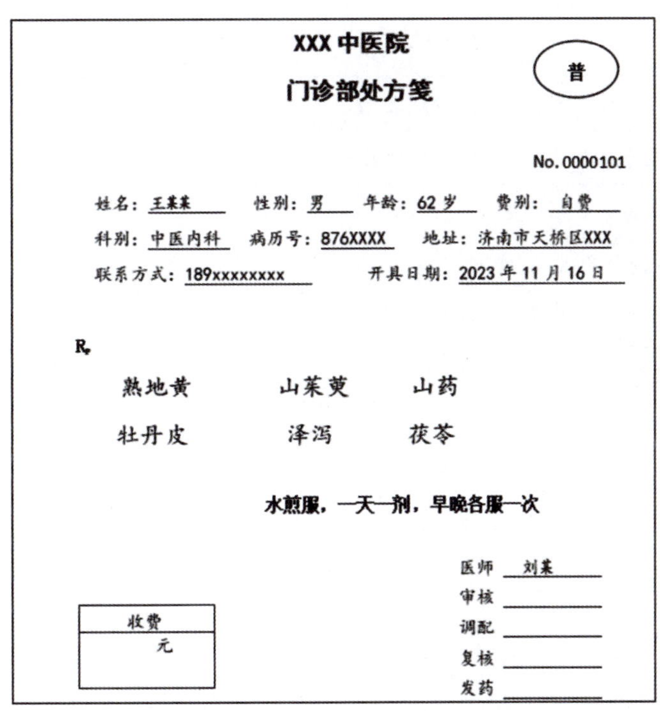

XXX 中医院
门诊部处方笺　　普

No.0000101

姓名：王某某　性别：男　年龄：62岁　费别：自费
科别：中医内科　病历号：876XXXX　地址：济南市天桥区XXX
联系方式：189xxxxxxxx　开具日期：2023年11月16日

R

熟地黄　山茱萸　山药
牡丹皮　泽泻　茯苓

水煎服，一天一剂，早晚各服一次

医师　刘某
审核
调配
复核
发药

收费
元

图1-1-1　处方的解读分析考核素材1

XXX中医院

门诊部处方笺

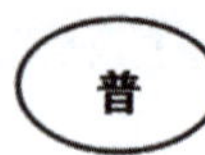

No. 0000101

姓名：王某某　性别：男　年龄：62岁　费别：自费

科别：中医内科　病历号：876XXXX　地址：济南市天桥区XXX

联系方式：189xxxxxxxx

临床诊断：肾阴虚

R

熟地黄 24g　山茱萸 12g　山药 12g

牡丹皮 9g　泽泻 9g　茯苓 9g

7 剂

图 1-1-2　处方的解读分析考核素材 2

处方后记）及内容的准确性，在处方上标注出格式（处方前记、处方正文、处方后记），找出错误内容并改正，5 分钟内完成考核项目“处方的解读分析”。交由其他组互评，互评人为其他小组组长，考核评分表见表 1-1-1。

表 1-1-1　“处方的解读分析”考核评分表

评价项目	评价标准	分值	互评（100%）
处方的解读分析	正确标注出 2 张处方的格式组成	2	
	正确写出 2 张处方的错误内容	3	
	2 张处方的错误内容改正确	3	
	在 5 分钟内上交考核任务	2	
（共 10 分）合计得分			
互评人签名：			

学习步骤二　审核加减六味地黄丸处方

学习活动（一）明确处方审核要点

引导问题：中药调剂员在接收处方后，需交由执业药师对处方进行审核。请查阅《常见处方饮片调剂信息页》第一章第 2 节“处方审核的要点”（第 4 页），分析处方审核的内容，回答以下相关问题。

1. 填空题

处方审核的要点包括__________、__________、__________、__________、__________、__________等的审核。

2. 判断题

（　）（1）中成药、中药饮片要分别开具处方。

（　）（2）中成药处方每一种药品须另起一行，每张处方不得超过七种药品。

（　）（3）执业药师具有处方权。

（　）（4）中药饮片处方常有并开药名、别名等情况，有时会导致重复用药现象，应认真审核。

学习活动（二）明确中药调剂的常用术语及处方应付常规

引导问题：请查阅《常见处方饮片调剂信息页》第一章第 2 节“中药处方应付”（第 6 页），记忆中药调剂的常用术语及处方应付常规的相关知识，列举一些中药处方的常用术语及炮制品应付常规并举例说明。

学习活动（三）明确处方应付并考核

引导问题：中药调剂员在接收处方后，由执业药师对处方进行审核，明确该处方饮片对应的炮制品名。请完成下列习题并完成考核。

1. 请查阅《常见处方饮片调剂信息页》第一章第 2 节“处方炮制品应付常规”（第 7 页），结合《常见处方饮片调剂工作页》学习任务一“任务资料”中的加减六味地黄丸处方，审核所给处方饮片的品名，写出相应的炮制品应付。

熟地黄 应付__________　　山茱萸 应付__________　　山药 应付________

牡丹皮 应付__________　　泽泻 应付__________　　茯苓 应付________

2. 请接收下列处方（见图 1–1–3），写出处方中 5 味中药饮片的炮制品应付，完成考核项目“处方的药味应付”。互评人为其他小组组长，考核评分表见表 1–1–2。

XXX 中医院
门诊部处方笺

普

No. 0000101

姓名：刘某某 性别：女 年龄：29 岁 费别：自费
科别：中医内科 病历号：876XXXX 地址：xxxxxxxx
联系方式：189xxxxxxxx 开具日期：2024 年 2 月 26 日
临床诊断：食积停滞

R

山楂 10g 六神曲 10g 麦芽 10g
茯苓 9g 莱菔子 3g

7 剂 水煎服，一天一剂，早晚各服一次

医师 刘某
审核
调配
复核
发药

收费
元

图 1-1-3 处方的药味应付考核素材

山楂 应付________ 六神曲 应付________ 麦芽 应付________
茯苓 应付________ 莱菔子 应付________

表 1-1-2 “处方的药味应付”考核评分表

评价项目	评价标准	分值	互评（100%）
处方的药味应付	山楂的炮制品应付	2	
	六神曲的炮制品应付	2	
	麦芽的炮制品应付	2	
	茯苓的炮制品应付	2	
	莱菔子的炮制品应付	2	
（共 10 分）合计得分			
互评人签名：			

学生活动（四） 分析加减六味地黄丸处方的组成与应用

引导问题：中药调剂员在接收处方后，需由执业药师对处方辨证等进行审核，执业药师应掌握常用处方的组成及其应用。请查阅《常见处方饮片调剂信息页》第一章第 2 节“加减六味地黄丸处方的组成与应用”（第 12 页），分析归纳处方方解，完成以下练习题。

1. 六味地黄丸主治＿＿＿＿＿。用于肾阴亏损，＿＿＿＿＿，＿＿＿＿＿，骨蒸潮热，＿＿＿＿＿，消渴。

2. 六味地黄丸处方组成中，“三补”指＿＿＿＿、＿＿＿＿、＿＿＿＿，“三泻”指＿＿＿＿、＿＿＿＿、＿＿＿＿。

学生活动（五） 审核加减六味地黄丸处方药物是否对证

引导问题 1：中药调剂员在接收处方后，需由执业药师对处方辨证等进行审核，执业药师应熟悉处方方解及相关中药饮片的功效。请查阅《常见处方饮片调剂信息页》第一章第 2 节“加减六味地黄丸处方的组成与应用”（第 12 页），明确处方方解及相关中药饮片的功效，完成以下判断题。

（　）（1）熟地黄滋阳补肾，填精益髓。

（　）（2）山茱萸补益肝肾，并能涩精。

（　）（3）山药补益脾阳，亦补肾固精。

（　）（4）茯苓淡渗脾湿。

（　）（5）泽泻利水渗湿而泄肾浊。

（　）（6）牡丹皮清泻相火，并制山茱萸之温涩。

（　）（7）加减六味地黄丸处方可用于腰膝酸软，肾阴虚证。

引导问题 2：请依据《常见处方饮片调剂信息页》第一章第 2 节“加减六味地黄丸处方的组成与应用”（第 12 页），审核下列处方素材（见图 1-1-4）中的药物是否对证，用“√”或“×”在临床诊断处进行标记，同时完成审核和签名。

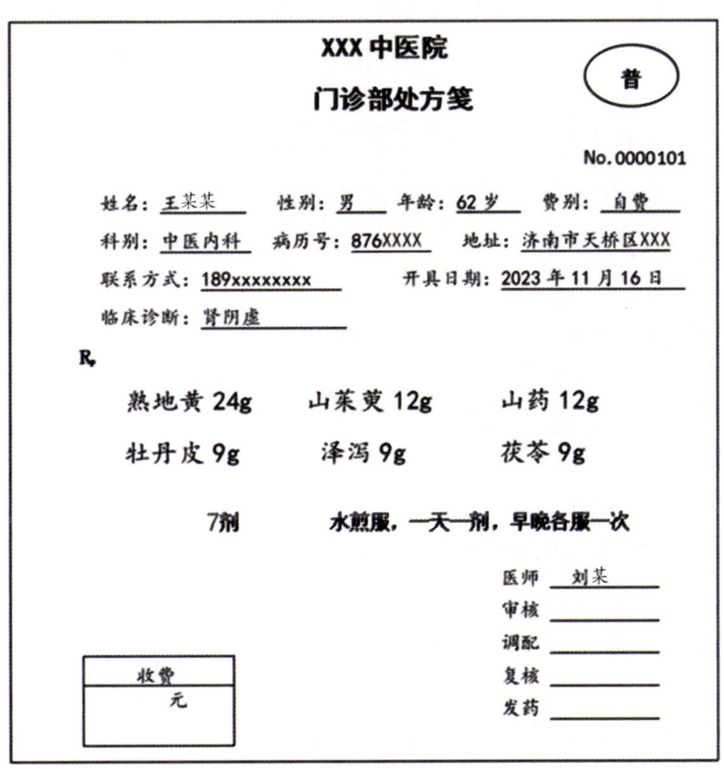

XXX 中医院

门诊部处方笺

普

No.0000101

姓名：王某某　性别：男　年龄：62 岁　费别：自费

科别：中医内科　病历号：876XXXX　地址：济南市天桥区XXX

联系方式：189xxxxxxxx　开具日期：2023 年 11 月 16 日

临床诊断：肾阴虚

R

熟地黄 24g　山茱萸 12g　山药 12g

牡丹皮 9g　泽泻 9g　茯苓 9g

7剂　水煎服，一天一剂，早晚各服一次

医师　刘某

审核 ＿＿＿＿

调配 ＿＿＿＿

复核 ＿＿＿＿

发药 ＿＿＿＿

收费

元

图 1-1-4　处方的组成与应用素材

学习环节二　加减六味地黄丸处方的计价

学习目标

能在教师指导下，明确顾客取药形式，正确使用计算机计价软件，对加减六味地黄丸处方进行准确计价。

建议学时

3 学时

学习要求

序号	学习步骤	学习内容	学时	备注
1	计价加减六味地黄丸处方	1. 工作现场沟通法（询问顾客取药形式） 2. 计价的内容及注意事项 3. 药店计算机计价软件的使用 4. 处方的计价（明确中药处方药味应付）	3 学时	

本环节学习流程

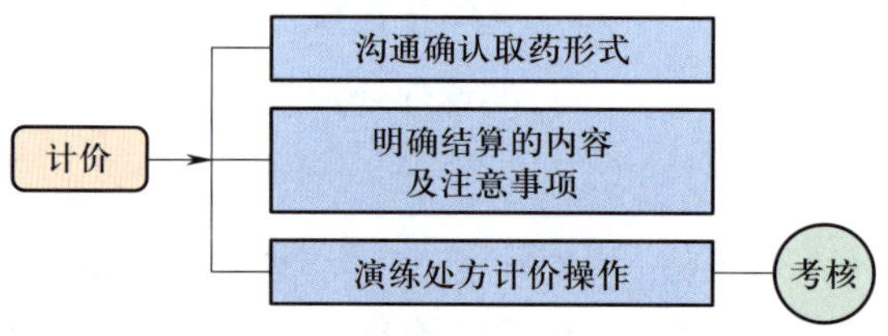

学习步骤　计价加减六味地黄丸处方

学生活动（一）　沟通确认取药形式

引导问题：中药调剂员在对处方进行计价前，需明确顾客取药形式。请查阅《常见处方饮片调剂信息页》第二章第 1 节“顾客取药形式的确认”（第 17 页），分析取药的几种形式，完成相关内容的填写。

中药调剂员可提供多种取药形式供顾客选择，如____、____和____等。

学生活动（二）　明确结算的内容及注意事项

引导问题：中药调剂员在执业药师审核完处方后，就可以对处方进行计价。请查阅《常见处方饮片调剂信息页》第二章第 1 节“计价的内容及注意事项”（第 17 页），完成相关内容的填写。

1. 中药饮片处方的计价方法是：__________→__________→__________。

2. 计价误差应小于____元 / 剂。

学生活动（三）演练加减六味地黄丸处方计价操作并考核

引导问题：中药调剂员对处方进行计价前，需要先确定处方中的药味应付，按实际应付的中药饮片名称计算药味价格。请运用计算器及计算机软件完成加减六味地黄丸处方的计价，并完成考核。

1. 请查阅《常见处方饮片调剂信息页》第二章第 1 节“计价的内容及注意事项”（第 17 页），掌握汤剂的计价方法，结合《常见处方饮片调剂工作页》学习任务一“任务资料”中的加减六味地黄丸处方，先明确处方中的药味应付，再参考表 1–2–1“中药饮片零售价格参考表”，写出处方的计价过程，后用计算器算出处方价格。

表 1–2–1　中药饮片零售价格参考表

序号	中药饮片名称	价格（元 /g）
1	熟地黄	0.10
2	山茱萸（酒）	0.15
3	山药	0.10
4	牡丹皮	0.30
5	泽泻	0.08
6	茯苓	0.10

2. 请查阅《常见处方饮片调剂信息页》第二章第 2 节“计算机软件计价”（第 19 页），记忆计价操作步骤，完成以下填空题。

计算机软件计价操作步骤包括打开计算机计价软件、录入__________、录入__________、打印并交付票据。

3. 请查阅《常见处方饮片调剂信息页》第二章第 2 节“计算机软件计价”（第 19 页），使用计算机计价物件按照操作步骤对加减六味地黄丸处方进行计价练习，将收费完成的处方和收费票据上交。

4. 组内两名学生分角色扮演中药调剂员和顾客，协作完成以下考核内容：中药调剂员使用计算机计价软件对加减六味地黄丸处方进行计价，计价完成后打印处方票据并收银，与顾客沟通交接处方和处方票据，完成考核项目“加减六味地黄丸处方的计价”。顾客为互评人，考核评分表见表 1–2–2。

表 1-2-2　　“加减六味地黄丸处方的计价”考核评分表

评价项目	评价标准	分值	互评（100%）
加减六味地黄丸处方的计价	计算机计价系统正确开启	1	
	创建自费号	2	
	正确录入处方中药名称	2	
	正确录入处方中药剂量	2	
	正确计算处方中药总价	2	
	正确打印处方票据	2	
	与顾客沟通收银方式并收银	2	
	正确交接处方和处方票据	2	
（共 15 分）合计得分			
互评人签名：			

学习环节三　加减六味地黄丸处方的调配

学习目标

1. 能在教师指导下，与顾客进行沟通，确认取药凭证上的信息正确；准备调配处方所需要的材料和工具，确保材料质量合格、工具齐全。

2. 能在教师指导下，对处方所涉药物进行识别，确保药味正确无误。

3. 能在教师指导下，完成加减六味地黄丸处方的中药饮片调配，符合中药饮片调剂操作规程的规定。

建议学时

13 学时

学习要求

序号	学习步骤	学习内容	学时	备注
1	准备调配前工作	1. 中药调剂员职业形象 2. 工作现场沟通法（确定取药凭证上的顾客姓名、取药时间、剂数等） 3. 中药调剂用具的种类及结构 4. 调剂台及用具的整理与清洁 5. 调配工具的选择 6. 戥秤的对戥	2 学时	
2	识别加减六味地黄丸处方饮片	1. 熟地黄、山茱萸、山药、牡丹皮、泽泻、茯苓的性状鉴别特征 2. 熟地黄、山茱萸、山药、牡丹皮、泽泻、茯苓的识别	2 学时	
3	调配加减六味地黄丸处方饮片	1. 加减六味地黄丸处方调剂的操作规程及注意事项 2. 戥秤的规范使用 3. 不同包药纸的选择 4. 处方饮片的调配（逐剂回戥法）	9 学时	

本环节学习流程

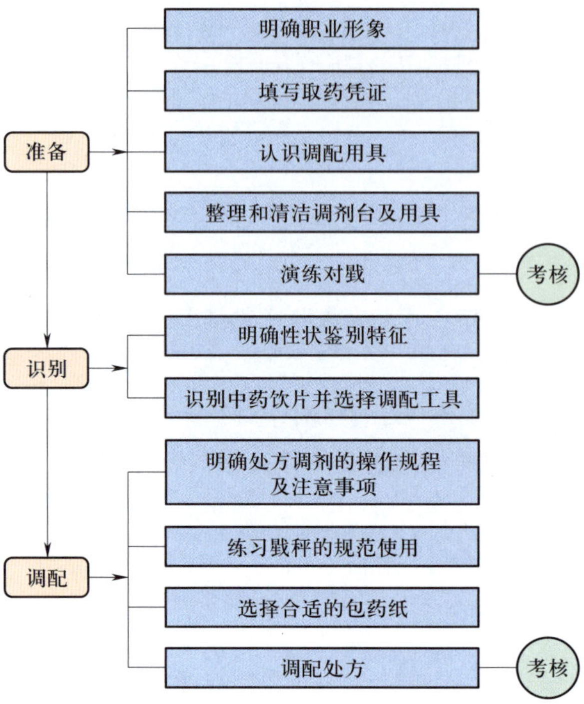

- 准备
  - 明确职业形象
  - 填写取药凭证
  - 认识调配用具
  - 整理和清洁调剂台及用具
  - 演练对戥 → 考核
- 识别
  - 明确性状鉴别特征
  - 识别中药饮片并选择调配工具
- 调配
  - 明确处方调剂的操作规程及注意事项
  - 练习戥秤的规范使用
  - 选择合适的包药纸
  - 调配处方 → 考核

学习步骤一　准备调配前工作

学生活动（一）　明确中药调剂员职业形象

引导问题：中药调剂员收到已完成审核计价的处方后，需完成处方调配前的准备工作。请查阅《常见处方饮片调剂信息页》第三章第 1 节“中药调剂员职业形象”（第 25 页），小组讨论并完成中药调剂员职业形象基本要求的判断题。

（　）1. 女性中药调剂员为了表示对顾客的尊重可以适度淡妆，涂彩色指甲油。

（　）2. 对可能影响中药质量的中药调剂、代客煎药等岗位不宜佩戴饰物。

（　）3. 中药调剂员应避免怪异的发型和发色，可将头发整齐披散在脑后。

学生活动（二）　填写加减六味地黄丸处方的取药凭证

引导问题：请查阅《常见处方饮片调剂信息页》第三章第 1 节“取药凭证的填写”（第 26 页），根据处方和收费票据信息，预估取药时间，填写取药凭证，并将顾客联交给顾客。

请将填写完的取药凭证贴在下面空白处。

学生活动（三） 认识中药调配用具

引导问题：中药调剂员调配处方前，需选择合适的调配用具进行调配，调配用具种类多样。

1. 请查阅《常见处方饮片调剂信息页》第三章第 1 节“中药调剂用具的种类及结构”（第 28 页），识记中药调剂用具的种类及结构，将戥秤的结构名称填入下图的空白框中。

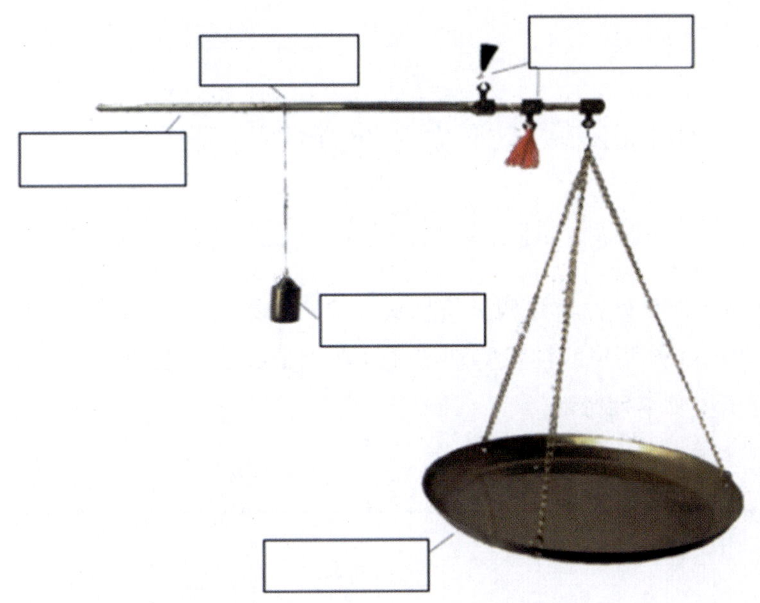

2. 根据《常见处方饮片调剂信息页》第三章第 1 节“中药调剂用具的种类及结构”（第 28 页），正确认识并说出教师准备的中药调剂用具的名称及结构。

学生活动（四） 整理和清洁调剂台及用具

引导问题：中药调剂员调配处方前需做好调配前的准备工作，整理和清洁调剂台和调配用具。请观看教师演示，记忆调剂台及用具的整理与清洁工作流程，练习调剂台及用具的整理与清洁工作。

学生活动（五） 演练戥秤的对戥并考核

引导问题：中药调配员需使用合格的称量工具，调配前必须检查戥秤的平衡度是否准确。请查阅《常见处方饮片调剂信息页》第三章第 1 节“校戥”（第 30 页），练习对戥操作，并完成考核。

1. 观看教师演示，小组讨论分析戥秤的对戥操作应注意的问题，演练戥秤的对戥。

2. 各小组轮流进行对戥操作，完成考核项目“戥秤的对戥”。其他组成员为互评人，考核评分表见表 1–3–1。

表 1–3–1 “戥秤的对戥”考核评分表

评价项目	评价标准	分值	互评（100%）
戥秤的对戥	将戥杆细端朝左，用左手大拇指和示指将砣绳移至定星盘上（0 点）	3	
	右手提起前毫，将戥杆举至与双目齐平	3	
	左手大拇指和示指放开，保证戥杆在虎口范围内	2	
	左手不挨戥，戥杆保持平衡状态	2	
（共 10 分）合计得分			
互评人签名：			

学习步骤二 识别加减六味地黄丸处方饮片

学生活动（一） 明确加减六味地黄丸处方饮片的性状鉴别特征

引导问题：请查阅《常见处方饮片调剂信息页》第三章第 2 节“加减六味地黄丸处方饮片的性状鉴别”（第 33 页），明确处方药味的性状鉴别特征，在表 1–3–2 中根据中药饮片图片，写出药品名称（正名），并在图中标出主要鉴别特征。

表 1–3–2 加减六味地黄丸处方饮片图片

中药饮片图片	药名

续表

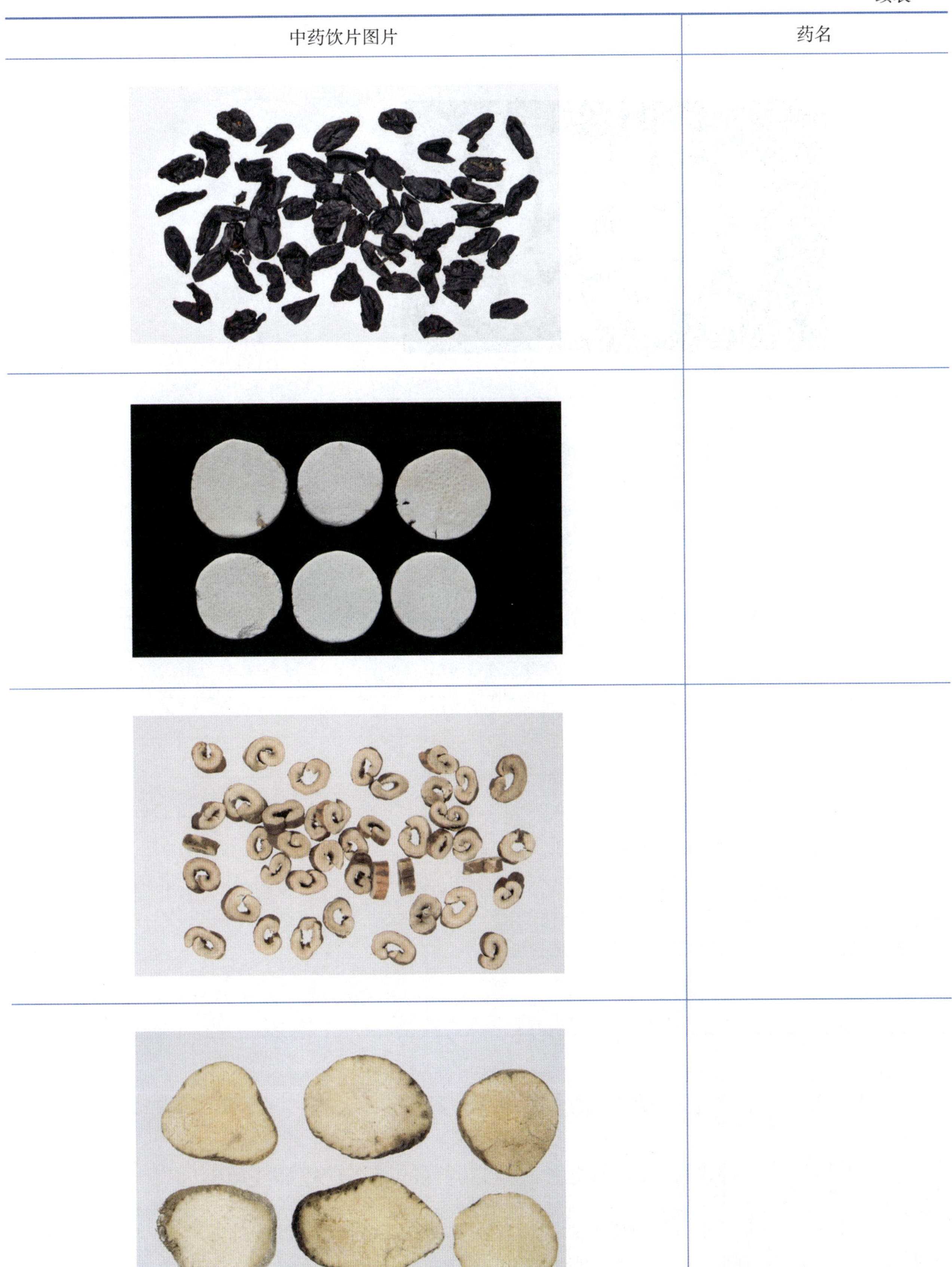

中药饮片图片	药名

续表

中药饮片图片	药名
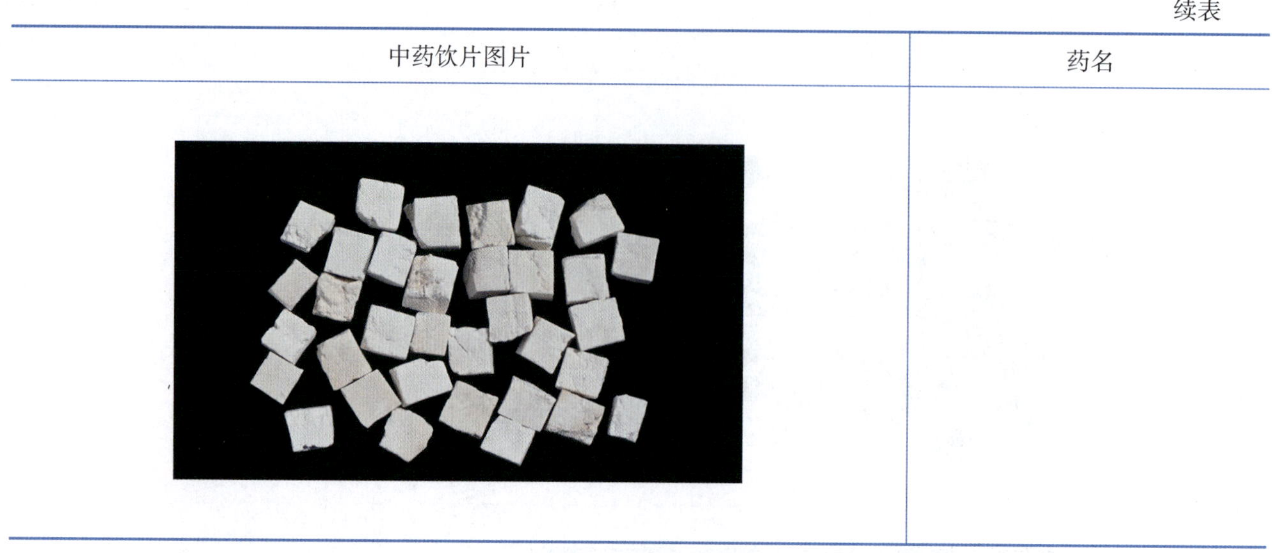	

学生活动（二） 识别加减六味地黄丸处方 6 味中药饮片并选择调配工具

引导问题 1：请在 1 分钟内，针对不同组别所摆放 6 味需调配的中药饮片，准确识别并说出单味中药饮片的正名。

引导问题 2：准备调配加减六味地黄丸处方所需要的材料工具与设备，填写表 1–3–3 物品准备清单。

表 1–3–3　　物品准备清单

序号	物品名称	数量	准备情况	备注
领取小组：第　组	领取人：		领取日期：　年　月　日	

学习步骤三　调配加减六味地黄丸处方

学生活动（一） 明确加减六味地黄丸处方调剂的操作规程及注意事项

引导问题：请查阅《常见处方饮片调剂信息页》第三章第 3 节“调配处方”（第 47 页），观看“视频 3–3–1 加减六味地黄丸处方的调配”，小组讨论中药饮片调配基本流程及注意事项，完成以下单项选择题。

1. 下列处方调配的操作规程错误的是（　　）。

A. 按处方药名逐味、逐行抓配

B. 看一味，抓一味

C. 等量递减，逐剂回戥

D. 倒药时在中心位置集中摆放

2. 以下处方调配操作注意事项说法正确的是（　　）。

A. 处方中有需要临时炮制加工的药品，必要时可称取生品代替

B. 严格按执业医师处方要求进行调配，不准生炙不分，以生代炙

C. 调配时若发现有发霉变质药品，量少的话不影响调配

D. 调配过程中，不小心洒落地上的药物，需捡起放回药斗

学生活动（二）　练习戥秤的规范使用

引导问题：请查阅《常见处方饮片调剂信息页》第三章第 1 节“戥秤”（第 29 页），观看“视频 3-3-1 加减六味地黄丸处方的调配”（第 48 页），练习使用戥秤，并将操作过程录制成视频后上交。

学生活动（三）　选择合适的包药纸

引导问题：包药纸有不同类型和规格。请查阅《常见处方饮片调剂信息页》第三章第 1 节“包药纸及其选择”（第 32 页），根据加减六味地黄丸处方，讨论并选择合适的包药纸，回答以下判断题。

（　）1. 如果处方中以花类、全草类等松泡程度较大的中药饮片为主，应选择较大规格的包药纸。

（　）2. 如果处方中以根类、矿物类等质地重的中药饮片为主，应选择较大规格的包药纸。

学生活动（四）　调配加减六味地黄丸处方并考核

引导问题：调配前的准备工作完成后，中药调剂员需用逐剂回戥法完成处方的调配工作，请观看《常见处方饮片调剂信息页》第三章第 3 节“视频 3-3-1 加减六味地黄丸处方的调配”（第 48 页），完成加减六味地黄丸处方的调配练习，并完成考核。

1. 请观看视频和教师示范操作，采用逐剂回戥法调配处方，完成加减六味地黄丸处方的调配练习。

2. 每组推选一名学生做交流展示。小组共同讨论操作中出现的问题和解决办法，针对问题练习并改进。

3. 以小组为单位，拍摄调配过程，课后制作视频提交；要求视频画面清晰，镜头稳定，无杂音（可配轻音乐），有字幕说明。

4. 各小组轮流使用逐剂回戥法进行加减六味地黄丸处方的调配，完成考核项目“加减六味地黄丸处方的调配”。其他组成员为互评人，考核评分表见表 1-3-4。

表 1-3-4 “加减六味地黄丸处方的调配”考核评分表

评价项目	评价标准	分值	互评（100%）
加减六味地黄丸处方的调配	选择合适的包药纸	1	
	调配姿势正确（左手持戥，右手抓药）	3	
	一味一称，齐眉对戥后逐剂回戥	2	
	按序调配，按序摆放	2	
	单味分列，无混杂	2	
	散落在桌面及时捡回，且无散落在地	2	
	无错配、漏配、多配	3	
（共 15 分）合计得分			
互评人签名：			

学习环节四　加减六味地黄丸处方的自查与复核

学习目标

1. 能在教师指导下，完成加减六味地黄丸处方饮片自查，确保调配药味准确。

2. 能在教师指导下，对所调配中药饮片进行药味复核、剂量复核，确保所调配的中药饮片品种正确，7 剂总量误差率及单剂剂量误差率控制在 ±5%，具有基本的质量为本意识。

建议学时

4 学时

学习要求

序号	学习步骤	学习内容	学时	备注
1	自查加减六味地黄丸处方饮片	中药处方调配自查的内容及注意事项	2 学时	
2	复核加减六味地黄丸处方饮片	1. 中药饮片调剂复核的内容和要求 2. 电子秤的使用 3. 复核所调配中药饮片的药味、剂量（误差 ±5%） 4. 调配问题的更正	2 学时	

本环节学习流程

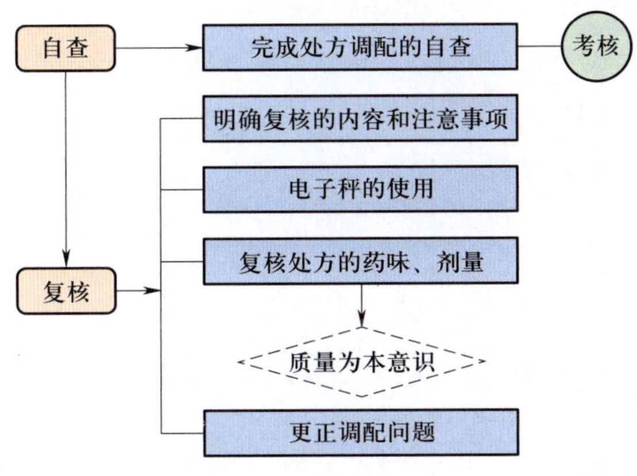

学习步骤一 自查加减六味地黄丸处方饮片

学生活动 完成加减六味地黄丸处方调配的自查并考核

引导问题：处方调配完成后，需对已调配完的药味等自行检查核对，确保调配准确，请练习自查操作并完成考核。

1. 请查阅《常见处方饮片调剂信息页》第四章第 1 节“中药处方调配自查的内容及注意事项”（第 50 页），练习处方调配的自查并签字，确保调配药味准确。

2. 对照加减六味地黄丸处方，对柜台上已调配完成的 3 剂中药饮片进行自查，以符合常见处方自查的要求，并完成考核项目“常见处方的自查”。互评人为其他小组组长，考核评分表见表 1–4–1。

表 1–4–1 “常见处方的自查”考核评分表

评价项目	评价标准	分值	互评（100%）
常见处方的自查	看方自查，逐味对药动作明显	3	
	自查后发现问题并指出（若无问题，直接进入下一步）	4	
	自查后处方签名正确	3	
（共 10 分）合计得分			
互评人签名：			

学习步骤二 复核加减六味地黄丸处方饮片

学生活动（一） 明确复核的内容和注意事项

引导问题：处方调配自查完成后，应再次对调配的药品按处方逐项进行全面细致的核对。请查阅《常见处方饮片调剂信息页》第四章第 2 节“复核的内容和要求”（第 188 页），识记中药饮片调剂复核的内容和要求，完成以下填空题。

1. 核对处方中药饮片与所调配的中药饮片是否一致。要逐个核对所调配中药饮片的______、______是否与处方一致，如有问题要及时更正。

2. 核对无误后，复核人员在处方相应处______，以示负责。

3. 复核工作应由__________________________________的人员负责，一张处方必须一次复核完毕，不能中断，复核率应达到______。

学生活动（二） 使用电子秤

引导问题：中药调配工作完成后，执业药师需对所调配中药饮片的剂量进行复核。请查阅《常见处方饮片调剂信息页》第三章第 1 节“电子秤”（第 30 页），练习使用电子秤复核中药饮片的剂量。

学生活动（三） 复核加减六味地黄丸处方的药味、剂量

引导问题：执业药师复核时，需要对中药饮片的药味、剂量等进行复核。请查阅《常见处方饮片调剂信息页》第四章第 2 节“对所调配中药饮片的药味复核、剂量复核”（第 188 页），以小组为单位，回忆加减六味地黄丸处方中 6 味中药饮片的性状特征，组内成员相互复核所调配中药饮片的药味并使用电子秤复核剂量，填写表 1-4-2 复核记录表，并在处方复核栏中签字。

表 1-4-2　　加减六味地黄丸处方复核记录表

<table>
<tr><td rowspan="2">药味复核</td><td colspan="2">结果是否正确</td><td colspan="6">结果有误的写出具体错误内容</td></tr>
<tr><td colspan="2"></td><td colspan="6"></td></tr>
<tr><td rowspan="5">剂量复核</td><td>处方单剂量</td><td colspan="7"></td></tr>
<tr><td>处方总剂量</td><td colspan="7"></td></tr>
<tr><td>剂数
实际单剂量</td><td>①</td><td>②</td><td>③</td><td>④</td><td>⑤</td><td>⑥</td><td>⑦</td></tr>
<tr><td>实际总剂量</td><td colspan="7"></td></tr>
<tr><td>单剂量最大误差率（%）</td><td></td><td>是否符合要求（±5%）</td><td></td><td>总剂量误差率（%）</td><td></td><td>是否符合要求（±5%）</td><td></td></tr>
<tr><td>备注</td><td colspan="8"></td></tr>
</table>

学生活动（四） 更正调配问题

引导问题：请查阅《常见处方饮片调剂信息页》第四章第 2 节“调配问题的更正”（第 190 页），分组讨论可能出现的调配问题和改正措施，根据教师的反馈及时对调配结果进行整改。

学习环节五　加减六味地黄丸处方饮片的包装与发药

学习目标

1. 能在教师指导下，完成加减六味地黄丸处方饮片的包捆（梯形包法），做到包装美观牢固。

2. 能在教师指导下，完成加减六味地黄丸处方的发药交代，做到发药交代准确无误，具备基本的理解与表达能力、社会主义核心价值观（友善）。

建议学时

7 学时

学习要求

序号	学习步骤	学习内容	学时	备注
1	包装加减六味地黄丸处方饮片	1. 梯形包法的适用范围 2. 梯形包的操作方法 3. 中药包的捆扎方法	5 学时	
2	发药和交代	1. 发药的礼仪与注意事项 2. 中药的煎煮流程及注意事项 3. 中药汤剂的服用注意事项 4. 工作现场沟通法（煎药和服药方法的交代） 5. 社会主义核心价值观（友善）	2 学时	

本环节学习流程

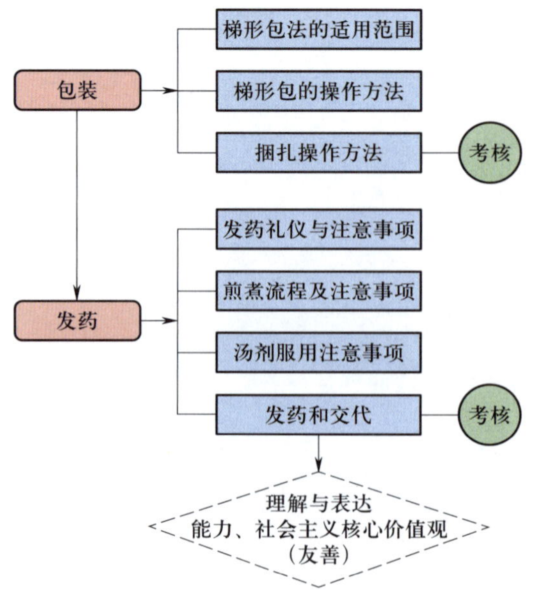

学习步骤一　包装加减六味地黄丸处方饮片

学生活动（一）明确梯形包法的适用范围

引导问题：复核工作完成后，由中药调剂员对中药饮片进行包装。中药饮片的包装方法多种多样，梯形包法是最常用的包装方法之一。请查阅《常见处方饮片调剂信息页》第五章第 1 节“梯形包法的适用范围”（第 191 页），记忆梯形包法的适用范围，完成以下填空题。

1. ______适用于大多数中药饮片的包装，是最常用的包装方法之一。
2. 包装要求为：__________、__________。

学生活动（二）演练梯形包的操作方法

引导问题 1：请查阅《常见处方饮片调剂信息页》第五章第 1 节“梯形包的操作步骤”（第 191 页），观看教师示范包装操作，采用梯形包法完成 7 剂加减六味地黄丸处方饮片的包装，确保中药包牢固。

引导问题 2：回忆包装操作，练习包装以达到熟练操作并将操作过程录制成视频后上交。

学生活动（三）演练中药包的捆扎并考核

引导问题 1：中药饮片包装好后，为方便顾客携带，还要对中药包进行捆扎。请查阅《常见处方饮片调剂信息页》第五章第 1 节“中药包的捆扎”（第 194 页），识记内容，完成以下填空题。

1. 捆扎要求：________，________，________，________。
2. 处方折叠两次后置于中药包________，并将________部分外露，以便发药时核对信息。

引导问题 2：中药饮片的包装和捆扎是中药调剂员的一项基本技能，只有通过中药调剂员的反复练习，才能在工作中熟练运用，保证快速完成任务。请根据以下提示，完成相关练习并考核。

1. 请查阅《常见处方饮片调剂信息页》第五章第 1 节“中药包的捆扎”（第 194 页），观看教师示范捆扎操作，练习完成中药包的捆扎。每组选出一名学生进行捆扎技能展示。
2. 每人将 7 剂中药包捆扎完成后，交给同组组员评价，完成考核项目“中药包的捆扎”。互评人为同组组员，考核评分表见表 1–5–1。

表 1–5–1　“中药包的捆扎”考核评分表

评价项目	评价标准	分值	互评（100%）
中药包的捆扎	正确摆列 7 剂中药包，并将患者姓名朝上的处方置于中药包上	3	
	7 剂中药包捆扎结实	3	
	打活结，便于提拎	4	
（共 10 分）合计得分			
互评人签名：			

学习步骤二　发药和交代

学生活动（一）　明确发药的礼仪与注意事项

引导问题：中药处方饮片包装捆扎完成后，应及时交付给患者，并进行发药交代。请查阅《常见处方饮片调剂信息页》第五章第 2 节“发药的礼仪及注意事项”（第 195 页），记忆发药交代的注意事项，完成以下判断题。

（　）1. 发药时注意双手递药，交付给患者或其家属。

（　）2. 发药交代时可以使用“自用”“遵医嘱”等字句。

（　）3. 发药时无须核对取药凭证，可直接进行发药。

（　）4. 完成发药后，发药人需在处方上签字或加盖专用签章。

学生活动（二）　明确中药的煎煮流程及注意事项

引导问题：中药调剂员在向顾客作发药交代时，需要详细说明中药的煎煮流程及注意事项。请查阅《常见处方饮片调剂信息页》第五章第 2 节“中药饮片的煎煮流程及注意事项”（第 196 页），完成以下填空题。

1. 煎药的器具以______为最宜，不能选用______、______、______等材质器具。

2. 在中药饮片煎煮之前，需要对中药饮片进行适当的浸泡。多数药物宜用_____浸泡。

3. 以花、茎、全草类为主的中药饮片可浸泡________分钟。

学生活动（三）　明确中药汤剂的服用注意事项

引导问题：在向顾客作发药交代时，还需要详细说明中药汤剂的服用注意事项。请查阅《常见处方饮片调剂信息页》第五章第 2 节“中药汤剂的用法”（第 200 页），完成以下填空题。

1. 服药时间应根据病情来决定，主要分为_______、_______、_______和_______。

2. 对于服药剂量，成人服用量一般每次__________mL，每日 2 ~ 3 次。

学生活动（四）　反思发药礼仪和交代的重要性

引导问题：请查阅《常见处方饮片调剂（信息页）》第七章第 3 节“发药案例”（第 223 页），结合工作职责判断案例中该中药调剂员的履职情况，分组讨论案例中发药人员的行为表现，并反思自己如何更好地做好发药工作。

1. 在演练发药与交代过程中，你与本组成员在理解与表达、社会主义核心价值观（友善）方面遇到了什么问题？你采取了什么解决方式进行处理？

2. 针对发药案例，结合工作职责判断中药调剂员的履职情况，分组讨论案例陈师傅如何赢得了患者的广泛好评。

3. 请根据讨论结果，分析在之后的发药工作过程中，你将做出哪些改变？

____

学生活动（五）　演练发药与交代并考核

引导问题：小组为单位，每组安排 2 名学生，互相扮演中药调剂员和顾客，模拟练习与顾客沟通，演练发药交代，并完成考核。

1. 请查阅《常见处方饮片调剂信息页》第七章第 3 节“发药案例”（第 223 页），结合理解与表达案例，思考在发药时如何做到友善的发药，完成加减六味地黄丸发药和交代的演练。

2. 模拟发药交代过程，重点交代加减六味地黄丸处方的煎药、服药方法及注意事项，完成考核项目“发药交代”。互评人为模拟顾客，考核评分表见表 1–5–2。

表 1–5–2　“发药交代”考核评分表

评价项目	评价标准	分值	自评（50%）	互评（50%）
发药交代	核对模拟顾客姓名	2		
	双手递药	2		
	交代清楚煎药方法	2		
	交代清楚服药方法及注意事项	2		
	交代清楚服药注意事项	2		
小计		10		
（共 10 分）合计得分				
自评人签名：	互评人签名：			

学习环节六　满意度调查、清场与反思

学习目标

1. 能够独立完成顾客满意度调查（意见卡片法），并根据顾客的反馈，及时总结经验。
2. 能规范地将加减六味地黄丸处方留存备查，符合《处方管理办法》规定。
3. 能独立完成中药饮片调剂工作站的清场，确保场地干净整洁，具备基本的劳动精神。

建议学时

5 学时

学习要求

序号	学习步骤	学习内容	学时	备注
1	调查顾客满意度	1. 顾客满意度调查卡的填写要求 2. 顾客满意度调查法（意见卡片法）	1 学时	
2	留存处方	1. 普通中药处方留存备案要求及注意事项 2. 普通中药处方的留存登记	1 学时	
3	清洁场地	1. 中药饮片调剂场地清洁的要求 2. 中药饮片调剂工作站的清场 3. 基本的劳动精神	1 学时	
4	反思加减六味地黄丸处方饮片调剂过程	1. 加减六味地黄丸处方饮片调剂过程的反思 2. 加减六味地黄丸处方饮片调剂的技术要点	2 学时	

本环节学习流程

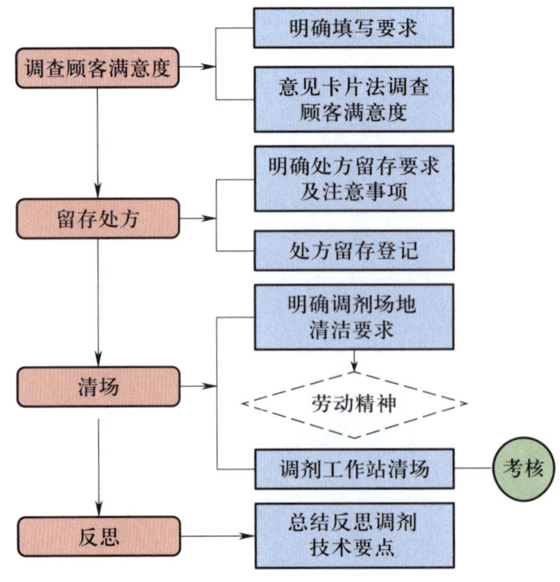

学习步骤一　调查顾客满意度

学生活动（一）　明确顾客满意度调查卡的填写要求

引导问题：在顾客离开以前，征求顾客的同意后，需要让顾客对本次服务进行评价。请查阅《常见处方饮片调剂信息页》第六章第1节“满意度调查要求”（第206页），完成以下问题的判断。

（　）1. 顾客较多时，应该进行科学的随机抽样调查，保证样本具有一定的代表性。

（　）2. 调查对象可以只找那些自己熟悉的忠诚顾客，以此获得高的满意度。

学生活动（二）　演练使用意见卡片法调查顾客满意度

引导问题：为了提高药学服务质量，更好地服务顾客，需要对顾客满意度进行调查，意见卡片法是常用的方法之一。小组组员互为店员和顾客进行沟通，请模拟顾客对本次服务进行评价，并填写顾客意见卡（见图1–6–1）。

XXX药店顾客意见卡

（ ）1. 您的性别　　A. 男　　B. 女

（ ）2. 您的年龄段：

A. 15~20岁　B. 21~30岁　C. 31~40岁　D. 41~50岁　E. 51岁以上

（ ）3. 您经常去哪里买药　　A. 药店　B. 诊所　C. 医院

（ ）4. 您对药店药品的价格是否满意　　A. 满意　B. 不满意

（ ）5. 您对药店的环境是否满意　　A. 满意　B. 不满意

（ ）6. 你买药时最注重的是什么[多选题]

A. 药品价格

B. 药品种类是否丰富

C. 店员的服务态度

D. 药店的环境是否干净

E. 是否可以刷医保

（ ）7. 你对药店现在的经营服务水平看法如何

A. 很满意，购物方便，服务热情

B. 满意，购药之后还得到相关信息服务

C. 基本满意，但缺少相关咨询服务

D. 不满意，服务较差

（ ）8. 你对本药店中药饮片质量是否满意　　A. 满意　B. 一般　C. 不满意

图1–6–1　顾客意见卡

学习步骤二　留存处方

学生活动（一）　明确普通中药处方留存备案要求及注意事项

引导问题：依据相关法律法规，发药后需要正确留存处方。请查阅《常见处方饮片调剂信息页》第六章第 2 节“处方留存备案要求及注意事项”（第 208 页），完成相关问题的填写。

1. 处方由调剂处方药品的医疗机构妥善保存。普通处方保存期限为______年，医疗用毒性药品处方保存期限为______年，麻醉药品处方保存期限为______年。

2.《药品经营和使用质量监督管理办法》规定，药品零售企业按规定凭处方销售处方药，处方保留不少于______年。

学生活动（二） 演练普通中药处方的留存登记

引导问题：在处方留存的过程中，根据相关法律法规，需要对处方进行留存登记。请在接收教师指令后，组内讨论交流，模拟完成加减六味地黄丸处方的留存登记操作。

学习步骤三 清洁场地

学生活动（一） 明确中药饮片调剂场地清洁的要求

引导问题：根据“6S”标准，中药调剂员应在顾客离开后进行清场，确保调剂场地卫生符合要求，调剂用具清理干净并摆放到指定位置。请查阅《常见处方饮片调剂信息页》第六章第 3 节“中药饮片调剂工作站清场要求”（第 209 页），完成以下判断题。

（ × ）调剂场地清理时需打扫场地卫生，但无须对戥秤、冲筒等调剂工具进行清理。

学生活动（二） 反思劳动精神

引导问题：劳动精神是指崇尚劳动、热爱劳动、辛勤劳动、诚实劳动的精神。劳动精神是每一位中药调剂员必须具备的素质。请查阅《常见处方饮片调剂信息页》第七章第 3 节“劳动精神案例”（第 223 页），完成以下的提问。

1. 在进行场地清洁过程中，你出现过哪些问题？你采取了什么方式解决？

____

____

2. 针对信息页中的“劳动精神案例”，案例中工作人员的做法存在哪些违背劳动精神的问题？

____

____

3. 请思考案例中出现的问题，并考虑在后续的学习过程中，你将如何做出改变？

____

____

学生活动（三） 演练中药饮片调剂工作站的清场操作并考核

引导问题：中药调剂员应在完成调剂工作后进行清场，请演练中药饮片调剂工作站的清场操作，并完成考核。

1. 请回忆中药饮片调剂工作站的清场操作过程，演练中药饮片调剂工作站的清场操作，在教师指导下程序化地按照清场流程，小组合作完成场地清洁，并填写表1–6–1清场记录表。要符合场地清洁要求，具备基本的劳动精神。

表1–6–1　清场记录表

序号	清洁内容	完成情况（划√表示）
1	调剂台	
2	戥秤	
3	地面	
4	卫生工具	

2. 以小组为单位，每组安排4～6名学生，明确分工，对调剂工作站进行全面清场工作。要求将调剂工作站内所用的工具、设备和材料按要求整理并摆至规定位置，确保清场后的调剂工作站符合“6S”标准，完成考核项目“调剂工作站的清场”。组内成员互评，考核评分表见表1–6–2。

表1–6–2　“调剂工作站的清场”考核评分表

评价项目	评价标准	分值	自评（50%）	互评（50%）
调剂工作站的清场	调剂工作站内所用的工具、设备和材料按要求整理并摆放至规定位置	4		
	调剂工作站的桌椅摆放整齐	3		
	调剂工作站的所有台面、地面、垃圾桶保持在无垃圾、无灰尘，干净整洁的状态	3		
小计		10		
（共10分）合计得分				
自评人签名：　　　　互评人签名：				

学习步骤四　反思加减六味地黄丸处方饮片调剂过程

学生活动　总结反思加减六味地黄丸处方饮片调剂技术要点

引导问题1：处方调剂工作完成后，中药调剂员应反思调剂过程，不断改进，以便更好地完成工作。请对照图1–6–2加减六味地黄丸处方饮片调剂流程图，回忆自己在每个环节的操作表现并进行自我星级评定，并将结果记录在表1–6–3星级评定记录表中。

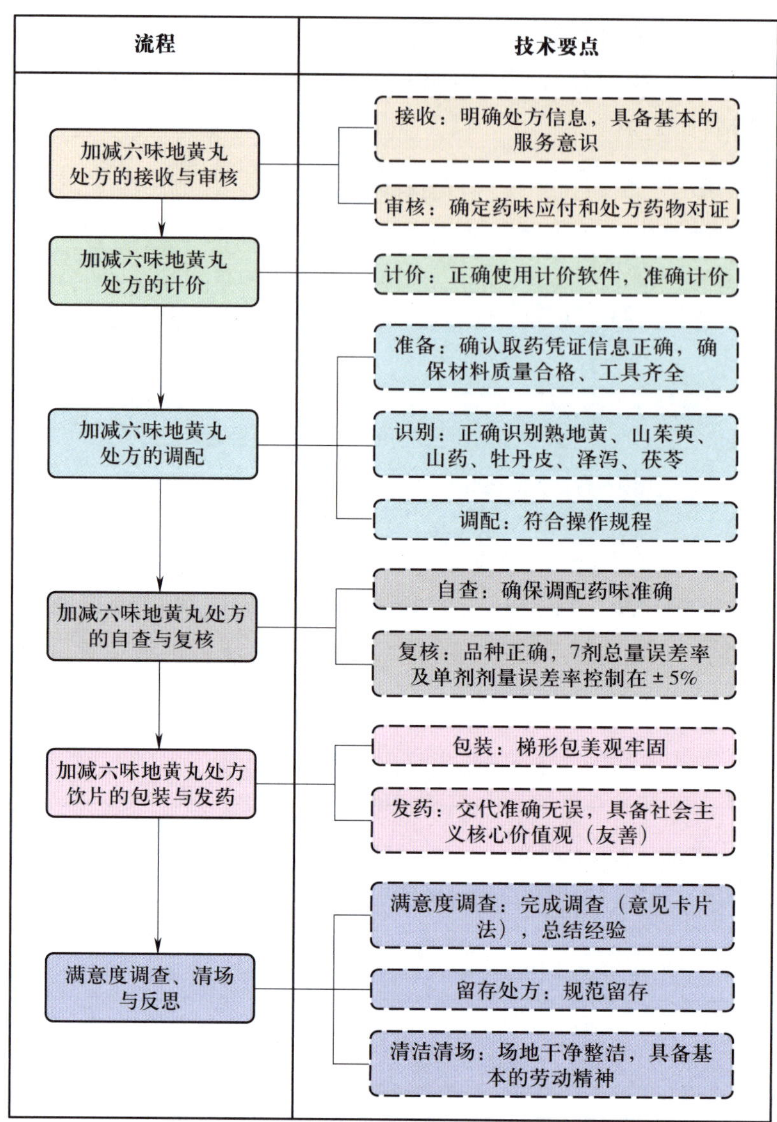

图 1-6-2 加减六味地黄丸处方饮片调剂流程图

表 1-6-3 星级评定记录表

序号	学习环节	自我星级评定 （1~3 星）
1	加减六味地黄丸处方的接收与审核	
2	加减六味地黄丸处方的计价	
3	加减六味地黄丸处方的调配	
4	加减六味地黄丸处方的自查与复核	
5	加减六味地黄丸处方饮片的包装与发药	
6	满意度调查、清场与反思	

引导问题 2：根据上表的星级评定，思考以下问题，并做好课上讨论分享的准备。

1. 你在哪些环节存在困惑或者有较大的问题？

____

2. 组内哪位同学在你遇到问题的这个环节上表现得较好？你认为做得好的地方是什么？

____

3. 将你遇到的困惑或操作中出现的问题与组内同学进行探讨，看看是否有更好的解决办法。

____

引导问题 3：请组内同学总结反思加减六味地黄丸处方饮片调剂过程，根据反思与讨论结果，将大家出现较多的问题和解决办法填写在表 1-6-4 中。

表 1-6-4　问题和解决办法汇总表

学习环节	问题	解决办法
加减六味地黄丸处方的接收与审核		
加减六味地黄丸处方的计价		
加减六味地黄丸处方的调配		
加减六味地黄丸处方的自查与复核		
加减六味地黄丸处方饮片的包装与发药		
满意度调查、清场与反思		

学习任务二 加减四物汤处方饮片调剂

任务描述

任务情景：

某大型药品零售企业中药房（集门诊和中药房一体）的中药调剂员在临下班时，收到门诊药房的计算机系统中打印出经审方、计价过的处方：7 剂加减四物汤（当归 9 g、川芎 6 g、白芍 9 g、熟地黄 12 g），取药形式标注为：中药饮片形式邮寄。调配前自查发现药斗中当归、白芍量已不足，考虑到顾客不着急取药，且交班前部分中药饮片斗柜内余量不足，故中药调剂员先完成查斗、装斗操作，再完成该处方的调剂工作。

学生从模拟门诊药房的计算机系统中获取加减四物汤中药饮片调剂处方，明确任务内容及要求；按规范进行查斗与装斗操作；在对加减四物汤处方进行中药饮片调配前，先识别并准备好当归、白芍、川芎、熟地黄，再对加减四物汤处方进行中药饮片调配、自查，交由教师或学生药味复核、剂量复核（误差 ±3%）；复核无误后学生采用双纸包法对中药进行包装发药；最后对教师或学生进行二维码在线满意度调查，并留存处方备查。

加减四物汤处方调剂需严格执行《中华人民共和国中医药法》《中华人民共和国药品管理法》等法律法规，遵守《中华人民共和国药典》（现行版）、《药品经营质量管理规范》《药品经营质量管理规范实施细则》《处方管理办法》等相关规定，熟知中药处方应付常规、中药饮片调剂操作规程，中药煎煮和服用方法及全国医药行业特有职业技能竞赛中药调剂员工种中药处方调配评分表等相关规定。

任务要求：

1. 完成查斗、装斗的工作。
2. 根据中药处方调配评分表的步骤和要求，完成该处方饮片的调配、自查、包装、捆扎、发药。
3. 使用戥秤进行调剂，要求药味准确，单剂量和总剂量的误差控制在 ±3%。
4. 药包牢固美观，捆扎结实，快递箱打包结实。
5. 服务态度良好，令顾客满意。

任务资料：

加减四物汤处方

XXX门诊部中药处方笺

普通中药处方

No.0001034

姓名：叶某某　性别：女　年龄：49岁　费别：职工在职（医保）

科别：中医内科　病历号：027xxxx　地址：苏相城区华宇景秀花城X栋XX室

开方日期：2023年10月16日　联系方式：159xxxxxxxx

临床诊断：月经不调，腹痛，崩漏，带下

Rp：

当归 9g　川芎 6g

白芍 9g　熟地黄 12g

7剂　水煎服，一天一剂，早晚各服一次

医生　卢某

审核　程某

调配

复核

发药

收费：陈某
26.53元

学习路径

加减四物汤处方饮片调剂
已审核、计价的加减四物汤处方的接收
解读分析中药组方的原则并考核
加减四物汤处方的调配
分析斗谱的编排原则
分析查斗与装斗的内容
演练常用药斗柜的查斗与装斗操作法并考核
明确处方中药饮片的性状鉴别特征
识别处方中药饮片
盛药盘的规范使用并考核
加减四物汤处方的自查与复核
完成处方调配的自查
识别64味中药饮片并考核
复核所调配中药饮片的药味和剂量
加减四物汤处方饮片的包装与发药
选用合适的包装纸、捆扎绳、装药袋
演练中药饮片的包装与捆扎
制作煎药、服用方法和满意度调查二维码等说明书并考核
满意度调查、清场与反思
明确在线满意度调查表的填写要求
指导顾客完成在线满意度调查并考核
留存处方
完成场地清洁
总结反思调剂技术要点

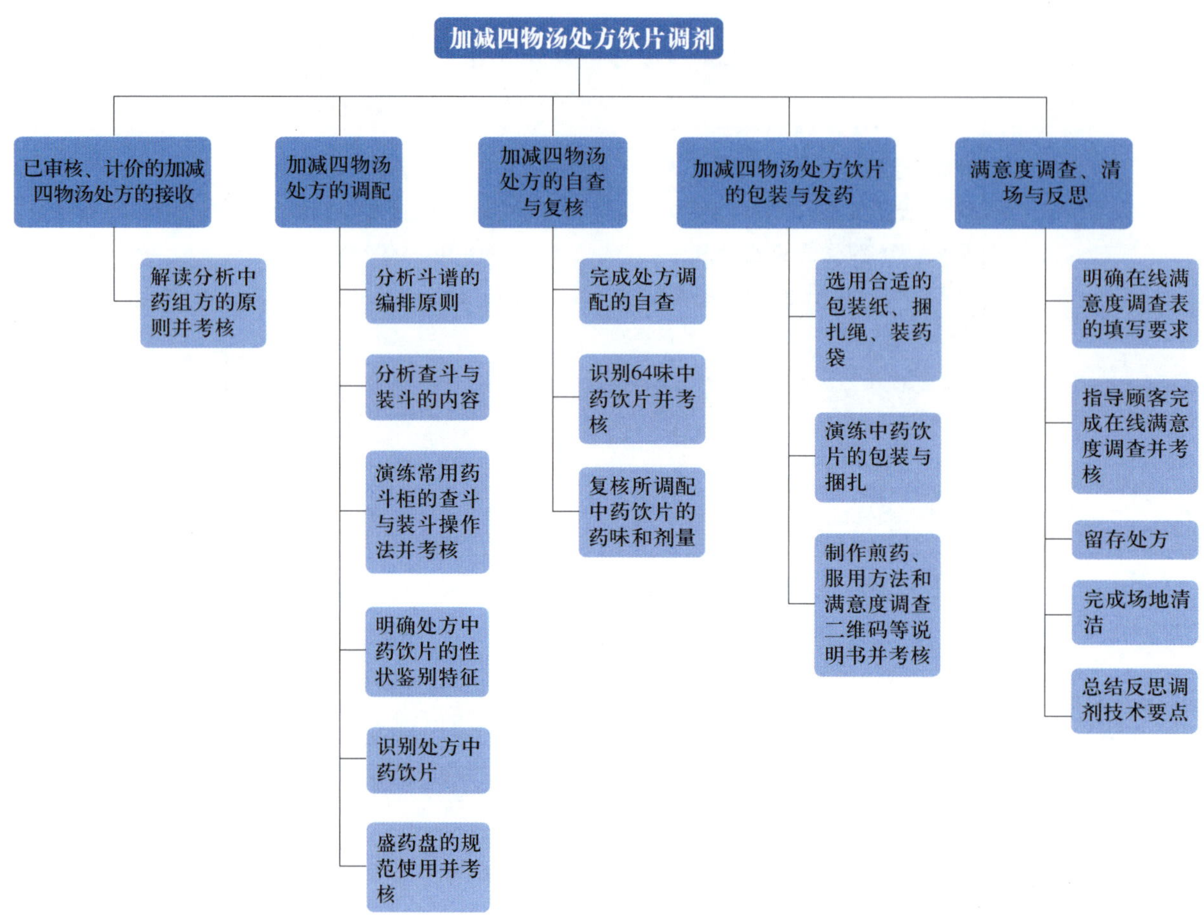

学习环节一　已审核、计价的加减四物汤处方的接收

学习目标

能在教师指导下，使用文献查阅法查阅资料，对加减四物汤中药组方原则进行分析，明确处方中的君、臣、佐、使药。

建议学时

2 学时

学习要求

序号	学习步骤	学习内容	学时	备注
1	接收加减四物汤处方	中药组方原则	2 学时	

本环节学习流程

学习步骤　接收已审核、计价的加减四物汤处方

学生活动　解读分析中药组方的原则并考核

引导问题：你是中药房的中药调剂员，从打印机中收到经审方、计价过的 7 剂加减四物汤处方，请结合《常见处方饮片调剂信息页》第一章第 2 节“中药组方原则”（第 11 页），分析加减四物汤处方组成，根据提示完成相关问题，并在小组合作下绘制四君子汤处方组方原则分析结果的思维导图。

1. 请小组合作查阅《常见处方饮片调剂信息页》第一章第 2 节“中药组方原则”（第 11 页），完成以下判断题。

（　）（1）中药组方的原则包括君、臣、佐、使四个部分。

（　）（2）辅助君药加强治疗主病或主证作用的药物为佐药。

（　）（3）方中必不可少的药物为君药。

（　）（4）根据病情需要，配伍少量与君药性味或作用相反而又能在治疗中起相成作用的药物为臣药。

(　)（5）能引组方中诸药直达病所，起导向作用的药物为使药。

(　)（6）一般而言，方中的君、臣、佐、使药必须齐全，不可或缺。

(　)（7）方中的药力排名为君药 > 臣药 > 佐药 > 使药。

(　)（8）制约君、臣药的峻烈之性，或用以消除或减缓君、臣药毒性的药物为使药。

(　)（9）以加减四物汤处方为例，方中君药为熟地黄。

(　)（10）以加减四物汤处方为例，方中臣药为当归、白芍和川芎。

2. 根据《常见处方饮片调剂信息页》第一章第 2 节“中药组方原则”（第 11 页），完成下列连线。

（1）加减六味地黄丸处方

君药	山茱萸
	熟地黄
臣药	
	牡丹皮
	山药
佐药	
	泽泻
使药	茯苓

（2）加减四物汤处方

君药	白芍
臣药	熟地黄
佐药	当归
使药	川芎

（3）加减保和丸处方

君药	茯苓
	连翘
臣药	陈皮
	竹茹
佐药	炒莱菔子
	炒山楂
使药	炒麦芽
	炒六神曲

（4）加减桂枝汤处方

君药	芍药
臣药	甘草
佐药	桂枝
使药	生姜
	大枣

（5）加减银翘散处方

君药	浮萍 连翘 芦根
臣药	金银花 荆芥 甘草
佐药	桔梗 牛蒡子 薄荷
使药	淡竹叶 淡豆豉

3. 小组合作，根据《常见处方饮片调剂信息页》第一章第 2 节“中药组方原则”（第 11 页），分析四君子汤处方组方原则，完成考核项目“四君子汤处方组方原则分析结果的思维导图”。互评人为其他小组组长，考核评分表见表 2-1-1。

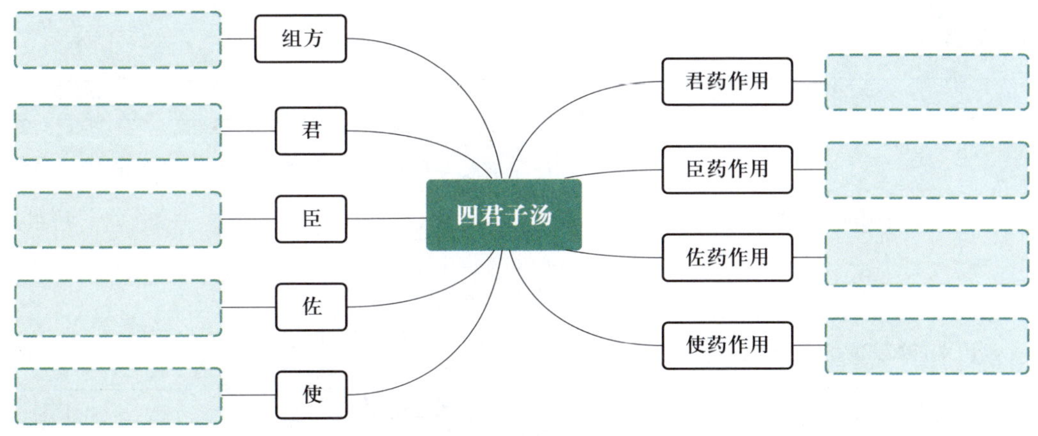

表 2-1-1　“四君子汤处方组方原则分析结果的思维导图”考核评分表

评价项目	评价标准	分值	互评（100%）
四君子汤处方组方原则	正确归纳中药组方的构成	5	
	正确分析四君子汤中的君药	1	
	正确归纳四君子汤中君药作用	2	
	正确分析四君子汤中的臣药	1	
	正确归纳四君子汤中臣药作用	2	
	正确分析四君子汤中的佐药	1	
	正确归纳四君子汤中佐药作用	2	
	正确分析四君子汤中的使药	1	
	正确归纳四君子汤中使药作用	2	
	10 分钟内完成并上交	3	
（共 20 分）合计得分			
互评人签名：			

学习环节二　加减四物汤处方的调配

学习目标

1. 在调剂前，运用工作现场沟通法和中药饮片查斗与装斗操作法，完成中药饮片斗柜的查斗与装斗操作，保证斗柜中的中药饮片数量充足，具备基本的劳动精神。

2. 能在教师指导下，采用中药识别法，对处方所涉中药饮片进行识别，确保中药饮片正确且质量合格。

3. 能在教师指导下，在调配中采用逐剂回戥法，规范使用盛药盘，完成7剂处方的调配工作，具备规范意识。

建议学时

9学时

学习要求

序号	学习步骤	学习内容	学时	备注
1	准备调配前工作	1. 斗谱的编排原则 2. 查斗与装斗的内容、注意事项及记录表的填写要求 3. 工作现场沟通法 4. 查斗与装斗操作法 5. 具备基本的劳动精神	4学时	
2	识别加减四物汤处方饮片	1. 当归、川芎、白芍的性状鉴别特征 2. 当归、川芎、白芍、熟地黄的识别	1学时	
3	调配加减四物汤处方饮片	1. 盛药盘的规范使用 2. 规范意识	4学时	

本环节学习流程

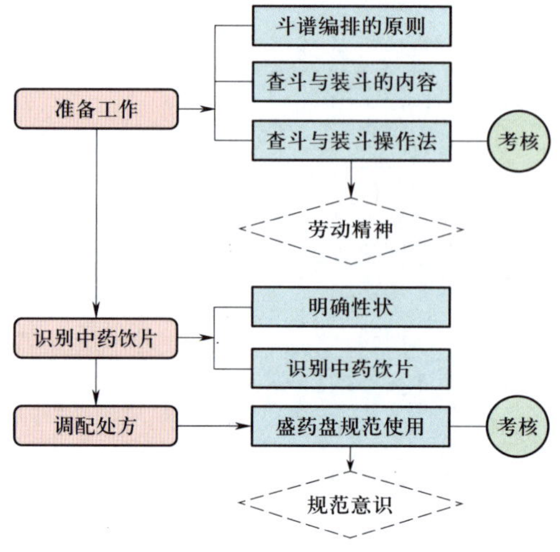

学习步骤一　准备调配前工作

学生活动（一）　分析斗谱的编排原则

引导问题：中药房新进了一批中药饮片斗柜，为保证调配中药饮片时方便和高效，请你配合中药房主管一起编写斗谱。请查阅《常见处方饮片调剂信息页》第三章第 1 节“斗谱的编排原则”（第 26 页），识读中药饮片分类表和常用斗谱排列表等内容，明确药物分类及编排原则，将教师提供的中药饮片合理有序地填入表 2-2-1 中药饮片斗谱编排表中。

表 2-2-1　　中药饮片斗谱编排表

学生活动（二）　分析查斗与装斗的内容

引导问题：调剂前需要完成查斗与装斗工作。请查阅《常见处方饮片调剂信息页》第三章第 1 节“查斗与装斗”（第 28 页），完成以下填空题。

1. 查斗与装斗是指检查药斗内中药饮片的______________，对______________进行登记，及时______________的操作。

2. 查斗时除了关注日常消耗量之外，还需要注意检查中药饮片______________、______________等情况。

3. 装斗前需要检查包装上的______________________；装斗时首先____________________，然后______________，补充新药，再将______________的中药饮片倒在新药之上，最后填写中药饮片清斗与装斗记录表，需要注意的是装量不宜______________。

学生活动（三）　演练常用药斗柜的查斗与装斗操作法并考核

引导问题 1：中药调剂员每天在下班前需要查看斗柜中的中药饮片装量是否能满足第二天的工作，若装量不够需要估算装斗量。请根据提示，完成常用药斗柜的查斗与装斗工作，保证斗柜中的中药饮片充足。

1. 观看《常见处方饮片调剂信息页》第三章第 1 节“查斗与装斗”（第 28 页）操作视频，以小组为单位，思考并讨论装斗前清斗的目的，汇报讨论结果。

清斗的目的	

2. 请运用工作现场沟通法，与同组成员合作完成查斗装斗，练习不少于 3 次（每次 10 味药）的查斗与装斗操作，以"劳动精神"的内涵为切入点，记录每次操作的心得，在每一位学生完成自己的心得记录后，小组长结合本组学生的心得，向所有学生进行分享。

第一次：______________________________。

第二次：______________________________。

第三次：______________________________。

引导问题 2：请查阅《常见处方饮片调剂信息页》第三章第 1 节"表 3-1-3 中药饮片清斗与装斗记录表"（第 28 页）。以小组为单位，运用工作现场沟通法与组内成员沟通分工情况，共同演练查斗与装斗操作，填写中药饮片清斗与装斗记录表，完成考核项目"查斗与装斗操作"。互评人为其他小组组长，考核评分表见表 2-2-2。

表 2-2-2　　"查斗与装斗操作"考核评分表

评价项目	评价标准	分值	互评（100%）
查斗与装斗操作	在 5 分钟内对常用药斗柜进行查斗，记录估算的装斗量	4	
	在 10 分钟内完成清斗作业	3	
	药斗内干净无卫生死角	1	
	正确完整填写清斗记录表	1	
	在 5 分钟内完成装斗	3	
	装斗顺序正确	1	
	总量约占药斗空间的 2/3 以上	1	
	正确完整填写装斗记录表	1	
（共 15 分）合计得分			
互评人签字：			

学习步骤二　识别加减四物汤处方饮片

学生活动（一）明确加减四物汤处方饮片的性状鉴别特征

引导问题：请查阅《常见处方饮片调剂信息页》第三章第 2 节"加减四物汤处方饮片的性状鉴别"（第 36 页），明确处方药味的性状鉴别特征，在表 2-2-3 中根据所提供的中药饮片图片，将每幅图片与其对应的药名正确连线。

表 2-2-3　　加减四物汤处方饮片连线表

药名	中药饮片图片
白芍（炒）	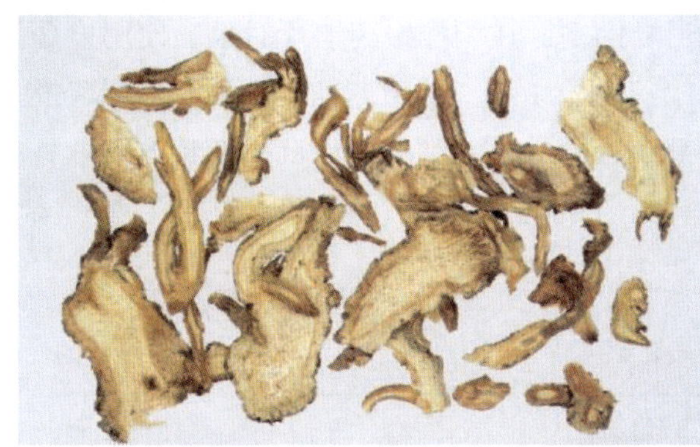
川芎	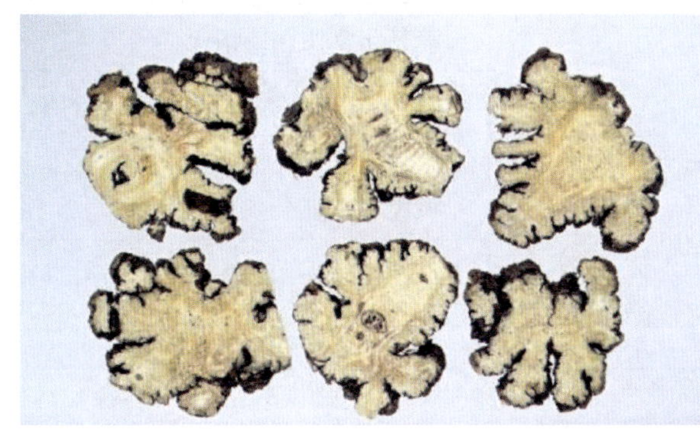
当归	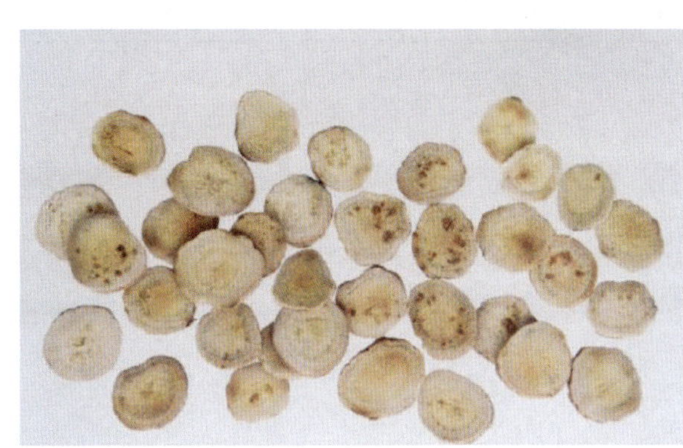

学生活动（二）　识别加减四物汤处方饮片

引导问题：教师随机选取包含加减四物汤处方中常见中药饮片在内的 10 味中药饮片样本，要求学生在 1 分钟内独立回忆并识别出其中至少 4 味中药饮片的正确鉴别特征。

学习步骤三　调配加减四物汤处方饮片

学生活动　演练盛药盘的规范使用并考核

引导问题：在调配中药饮片时也会使用盛药盘盛放中药饮片。请查阅《常见处方饮片调剂信息页》第三章第1节“中药调剂用具的种类及结构”（第28页），观看“盛药盘的规范使用”操作视频（第32页），并按照全国医药行业特有职业技能竞赛中药处方调配评分表中的评价标准练习加减四物汤处方的调配工作，完成考核项目“盛药盘的使用”。互评人为其他小组组长，考核评分表见表2-2-4。

表2-2-4　“盛药盘的使用”考核评分表

评价项目	评价标准	分值	互评（100%）
盛药盘的使用	使用前检查盛药盘，确保无破损、裂缝或其他可能影响其正常使用的情况	2	
	在使用盛药盘前，先进行清洁，保证盘内无异物、灰尘附着	2	
	调配时，盛药盘摆放合理，占调剂台的面积小	2	
	调配时，盛药盘内中药饮片逐味摆放	8	
	调配结束后，对盛药盘进行清洁，并整齐叠放	1	
（共15分）合计得分			
互评人签字：			

学习环节三　加减四物汤处方的自查与复核

学习目标

1. 能在教师指导下，使用自查法对调配后的中药饮片进行逐味自查，能对含加减四物汤处方等 64 味相关中药饮片进行识别，确保药味正确无误。

2. 能在教师指导下，使用复核法对所调配中药饮片进行药味复核、剂量复核，确保所调配的中药饮片品种正确、7 剂总量误差率及单剂剂量误差率控制在 ±3%。

建议学时

8 学时

学习要求

序号	学习步骤	学习内容	学时	备注
1	自查加减四物汤处方饮片	1. 除加减四物汤处方以外的 61 味中药饮片的性状鉴别特征 2. 含加减四物汤处方等 64 味中药饮片的识别	7.5 学时	
2	复核加减四物汤处方饮片	所调配中药饮片的药味复核、剂量的复核	0.5 学时	

本环节学习流程

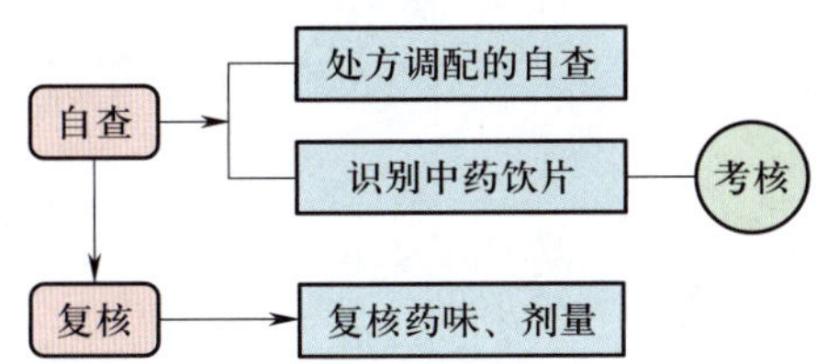

学习步骤一　自查加减四物汤处方饮片

学生活动（一）　完成加减四物汤处方调配的自查

引导问题：处方调配完成后，需自行对调配完的药味进行检查核对。请回忆自查的内容及注意事项，认真自查加减四物汤处方饮片，确保药味准确，无多配、漏配或错配的情况。

1. 请完成加减四物汤处方调配的自查工作并签字。

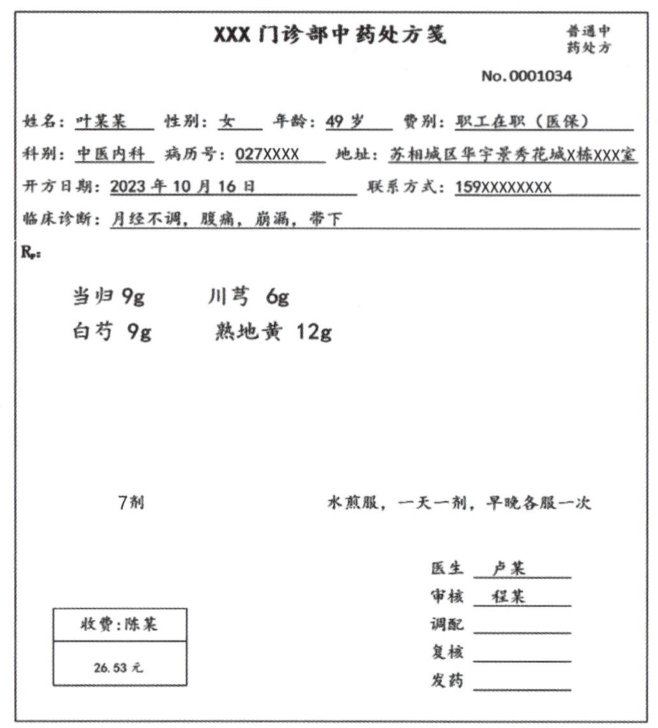

XXX门诊部中药处方笺　　普通中药处方

No.0001034

姓名：叶某某　性别：女　年龄：49岁　费别：职工在职（医保）

科别：中医内科　病历号：027XXXX　地址：苏相城区华宇景秀花城X栋XXX室

开方日期：2023年10月16日　联系方式：159XXXXXXXX

临床诊断：月经不调，腹痛，崩漏，带下

Rp：

当归 9g　川芎 6g

白芍 9g　熟地黄 12g

7剂　水煎服，一天一剂，早晚各服一次

医生　卢某

审核　程某

调配

复核

发药

收费：陈某

26.53元

2. 在上面的自查工作中，是否发现有多配、漏配或错配的现象？如有，请选择原因：

☐ 无多配、漏配或错配的现象

☐ 不熟悉中药的性状特点，造成错配

☐ 粗心大意，导致多配、漏配或错配

☐ 其他原因（请简要描述）________________________________

学生活动（二） 识别64味中药饮片

引导问题1：处方自查过程中，通过逐味自查，多配、漏配现象较易被发现，部分学生会因为对处方药味识别不清而无法及时发现错配的现象。请查阅《常见处方饮片调剂信息页》第四章第1节“除加减四物汤处方饮片外的61味相关中药饮片的性状鉴别”（第51页），明确61味中药饮片的性状鉴别特征，完成以下问题。

1. 请在信息页中圈出下列中药饮片性状特征关键词，将图片与对应特征进行配对。

A.

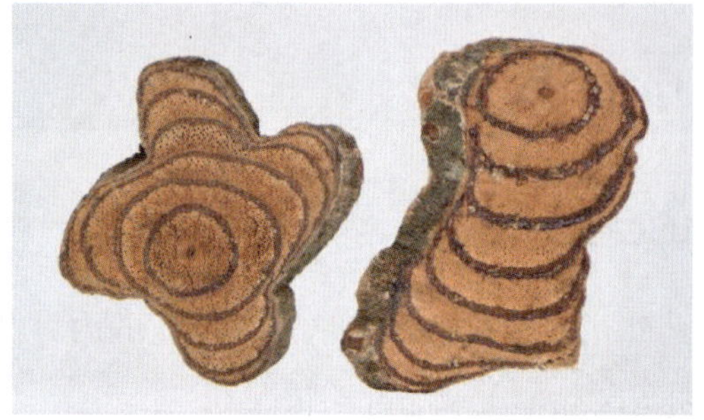

B.

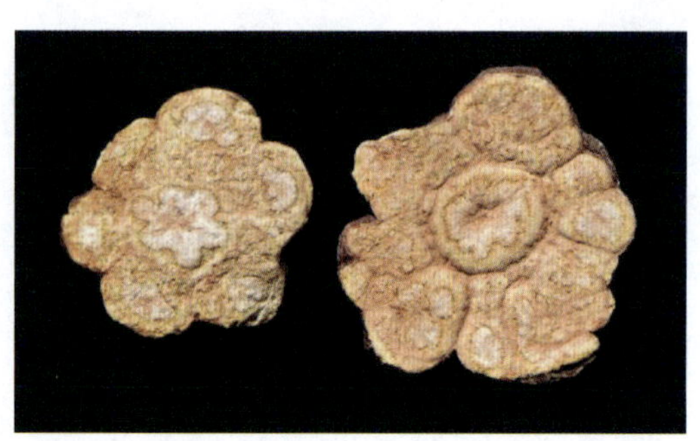

C.

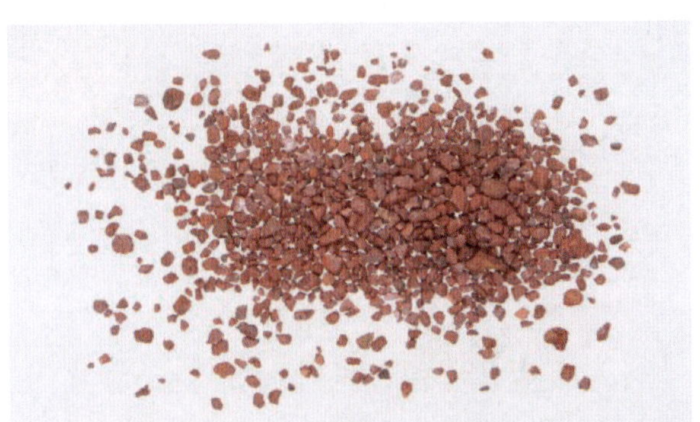

D.

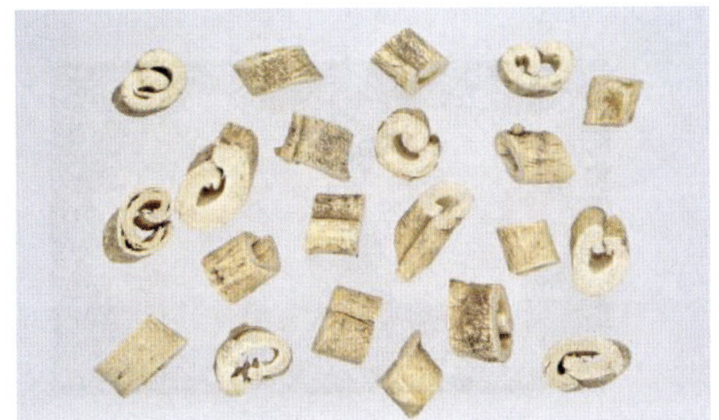

E.

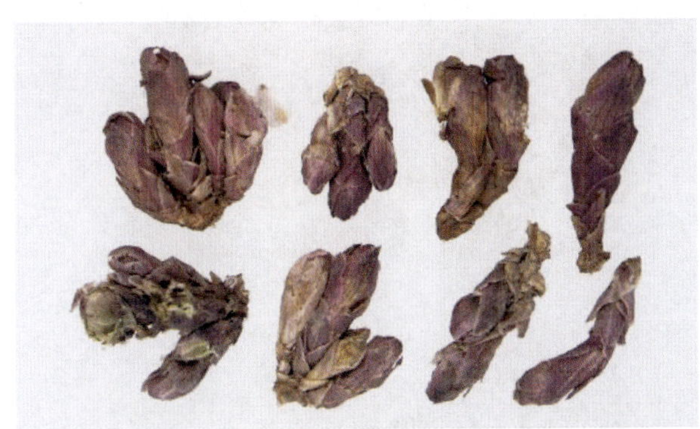

F.

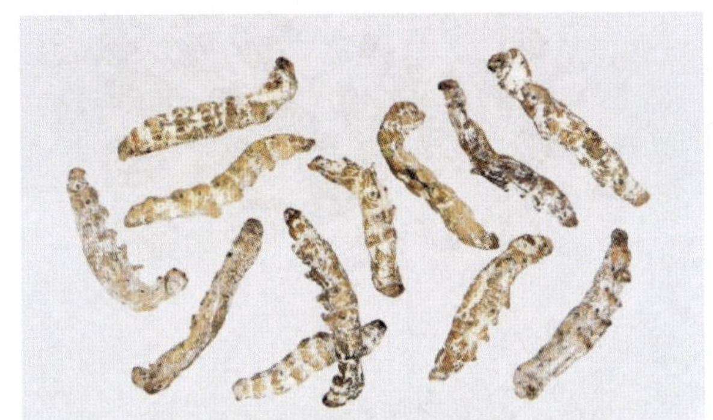

G.

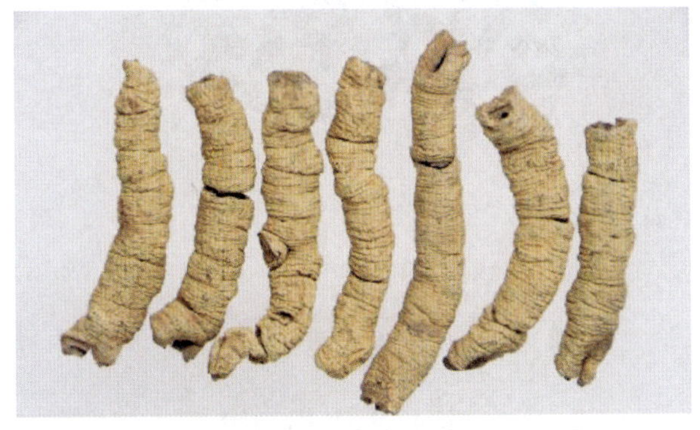

H.

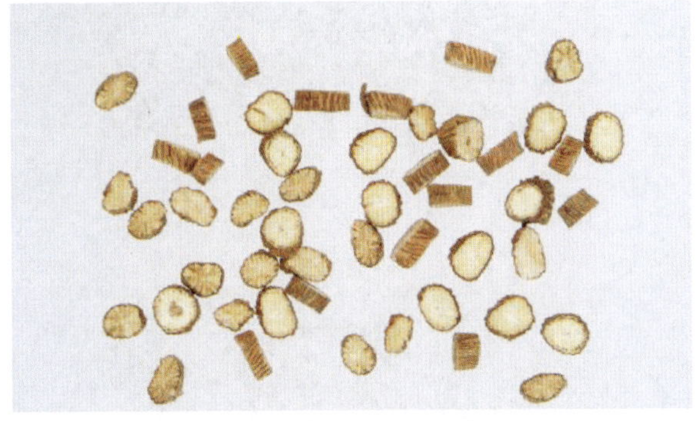

（1）2~3 个基部连生　（　　）
（2）具有羊膻气　（　　）
（3）偏心性半圆形环　（　　）
（4）砂眼　（　　）
（5）切面皮部厚，紫色或淡紫色，中空　（　　）
（6）云锦状花纹　（　　）
（7）朱红色极细粉末　（　　）
（8）丝腺环 4 个　（　　）

2. 明确中药饮片性状鉴别特征，将下列中药饮片图片与用药部位类别进行匹配。

A.

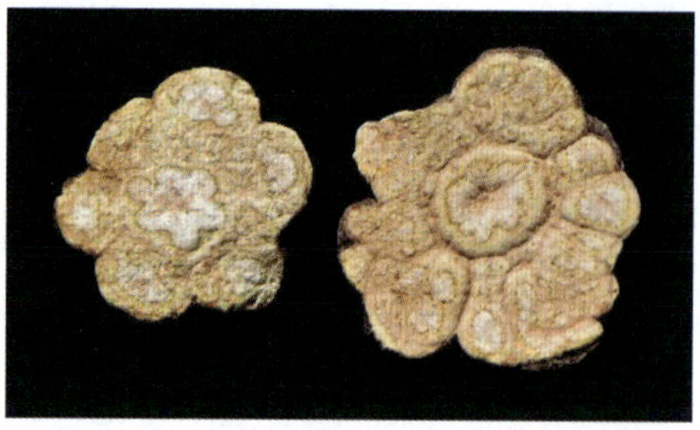

B.

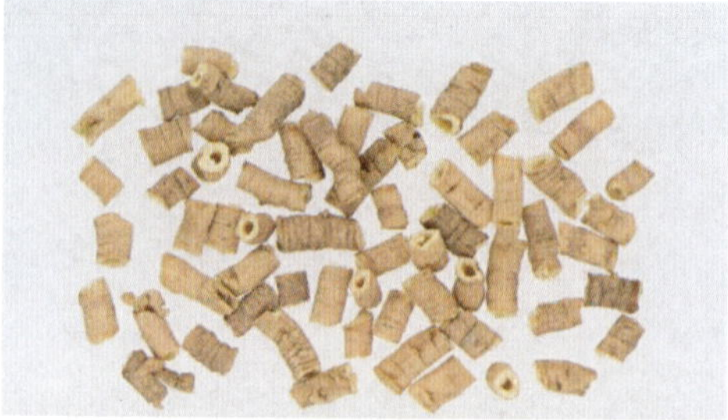

C.

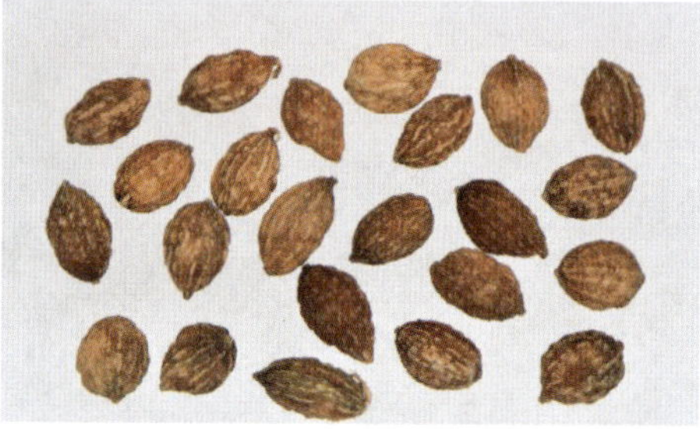

D.

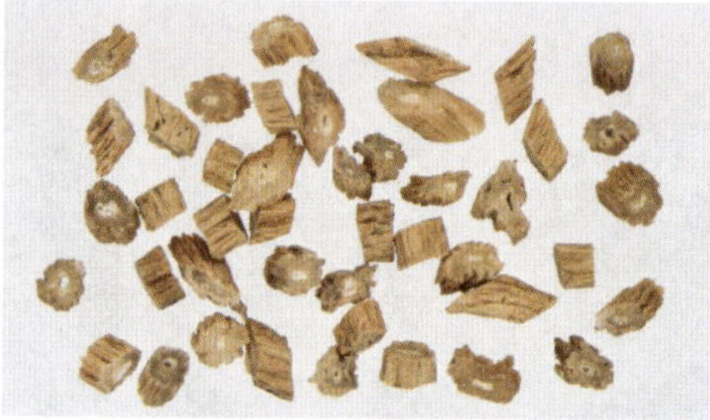

E.

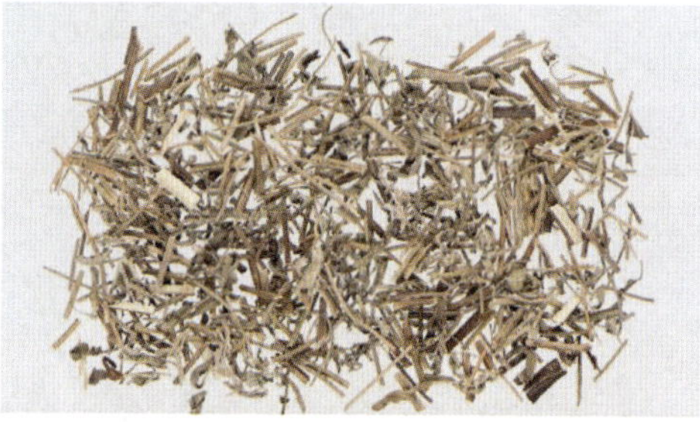

F.

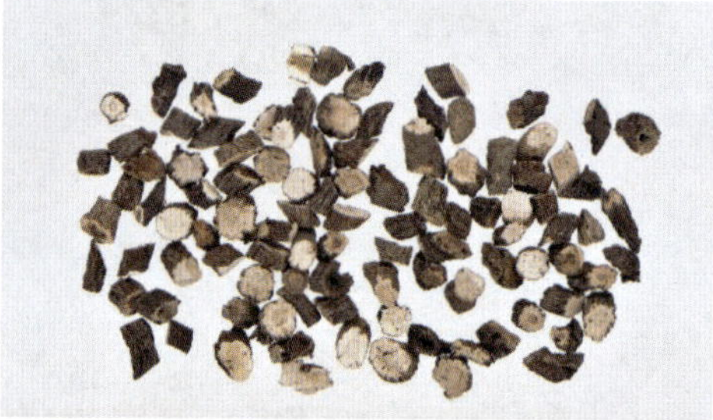

G.

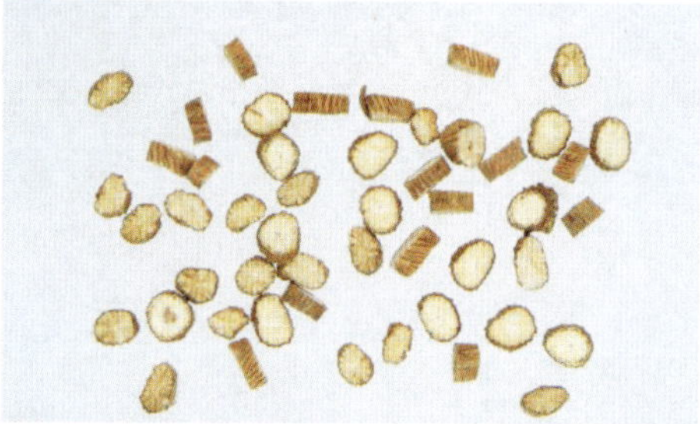

H.

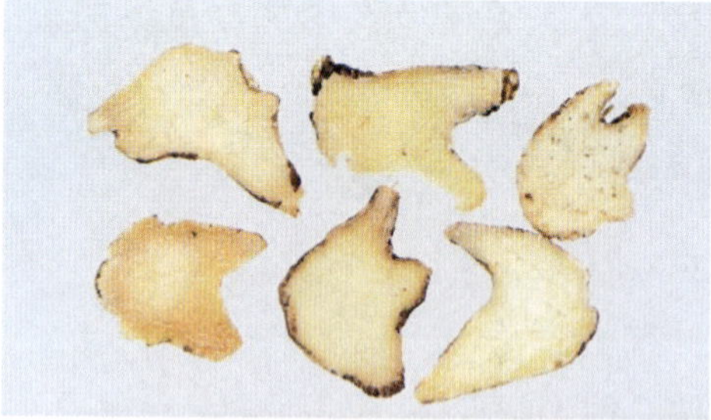

I.

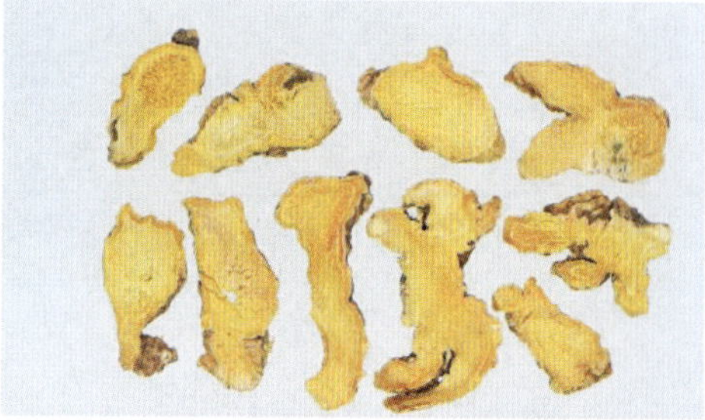

J.

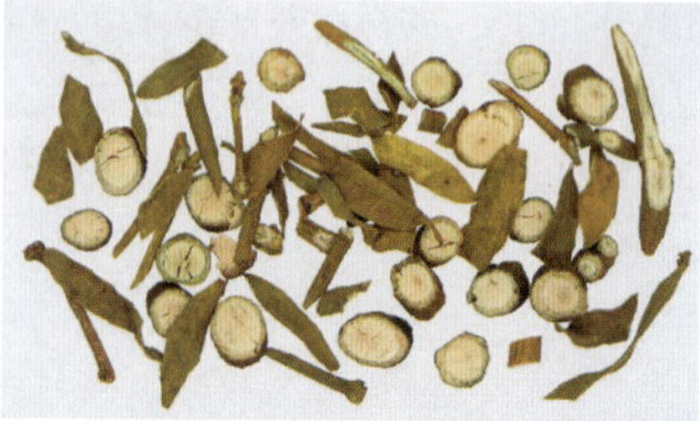

K.

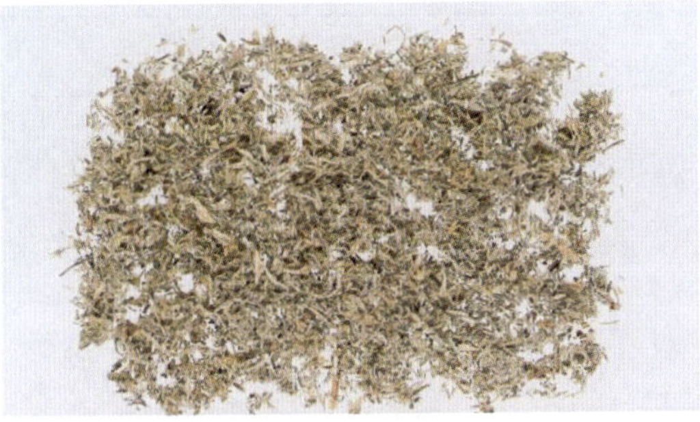

L.

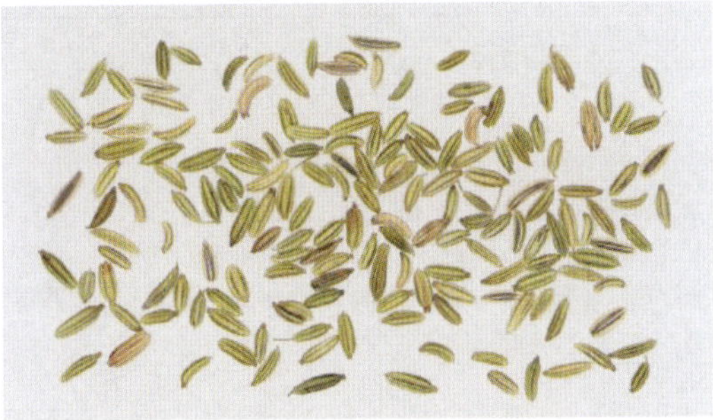

M.

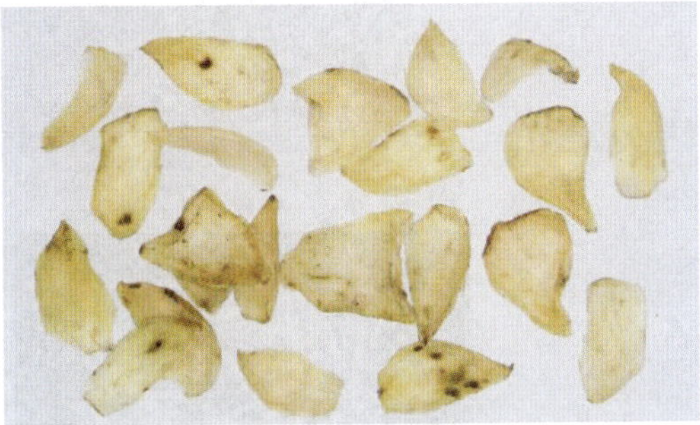

N.

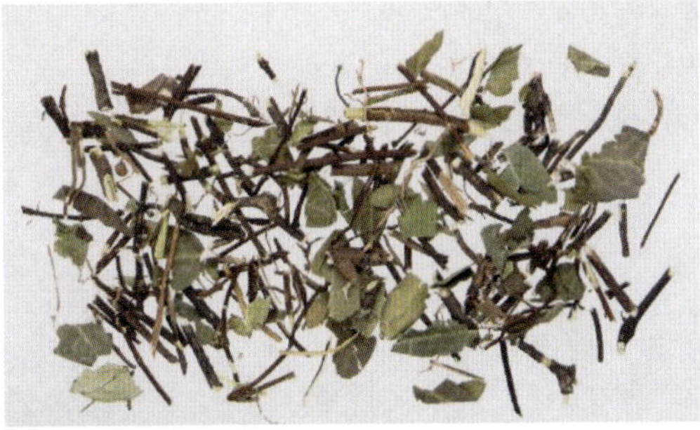

O.

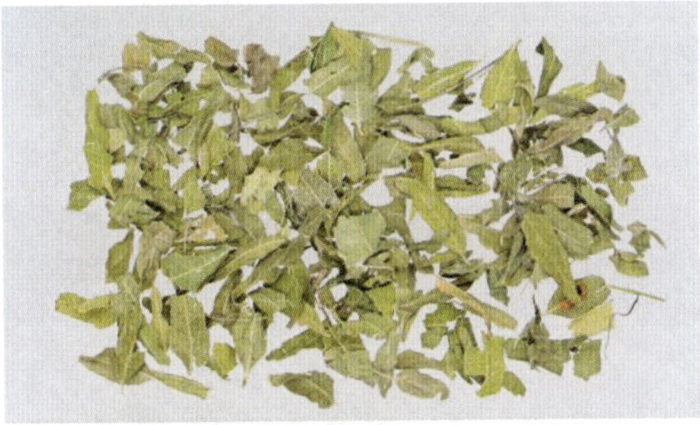

P.

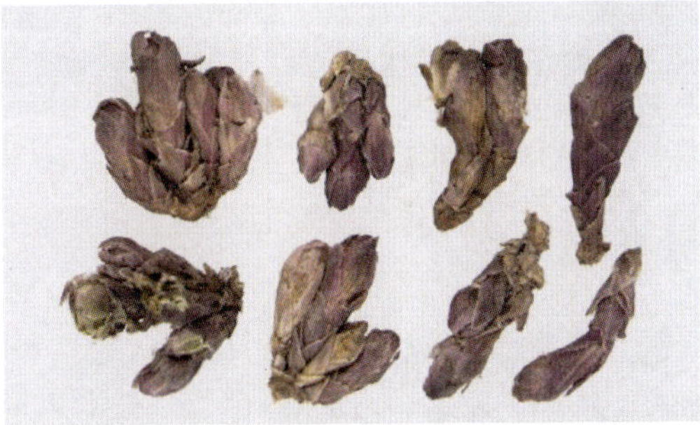

Q.

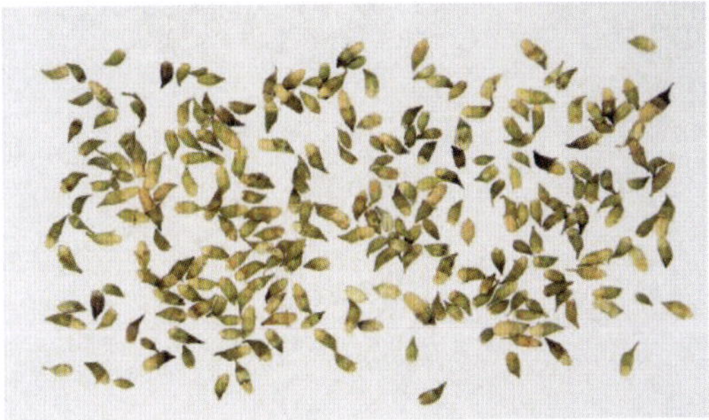

R.

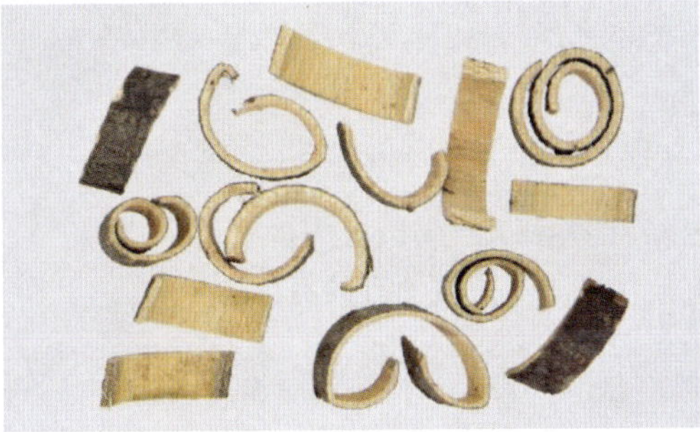

根及根茎类：________________________________

茎木类：____________________ 皮类：____________________

果实种子类：____________________ 花类：____________________

叶类：____________________ 全草类：____________________

3. 请独立回忆 64 味中药饮片的性状鉴别特征，将下列中药饮片图片与对应性状的描述进行连线。

性状描述		中药饮片图片
外表皮紫红色或灰红色，有纵皱纹。切面淡棕色，中心具棕黄色的木心。气微香，味甜，微苦		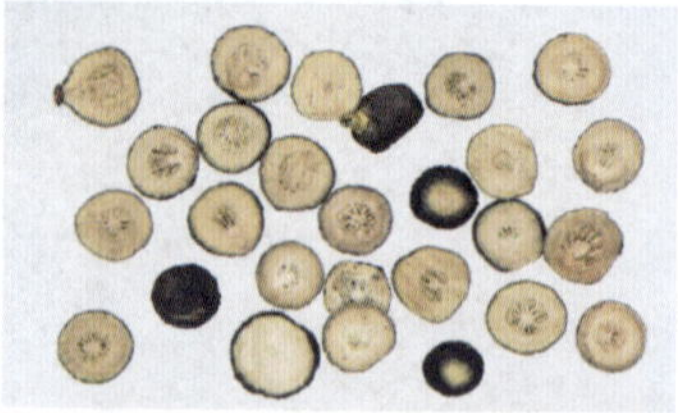
根茎呈不规则块片，表面暗灰棕色或深棕色。根圆柱形，表面淡黄色至青棕色，有的有横皱纹，具纵皱纹。切面皮部黄白色至棕黄色，木部色较浅。气微，味甚苦		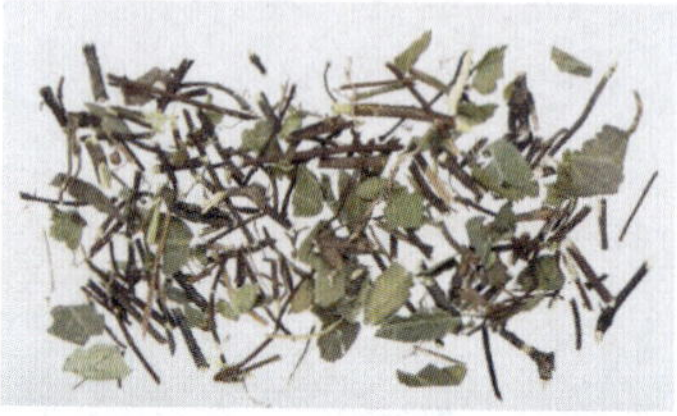
茎圆柱形，表面红褐色，可见点状皮孔。切面黄白色，中空。叶全缘，略反卷；革质。气微，味微苦		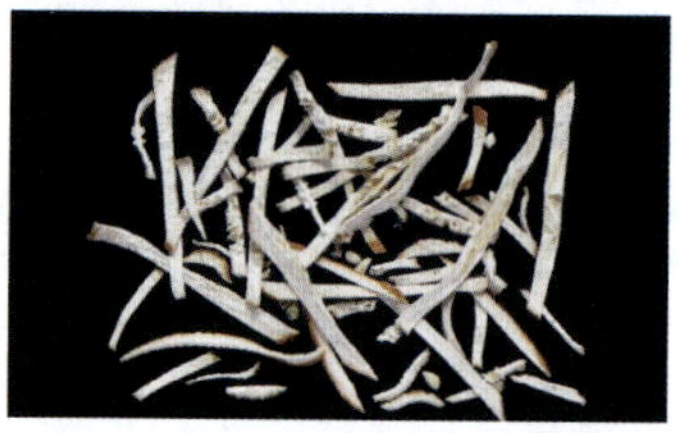
切面外果皮黑绿色或棕褐色，中果皮部分黄白色至黄棕色，近外缘有 1 ~ 2 列点状油室，条片内侧或圆片中央具棕褐色瓤囊。气清香，味苦、微酸		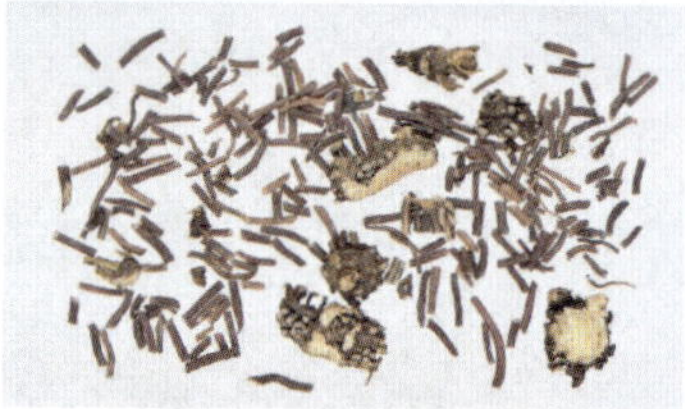
呈不规则块状或丝条状。表面黑绿色或黄棕色，密被凹陷的小油点及网状隆起的粗皱纹，质坚硬。边缘油点明显；瓤囊棕色或淡红棕色，间或有黄白色种子。气香，味酸而苦		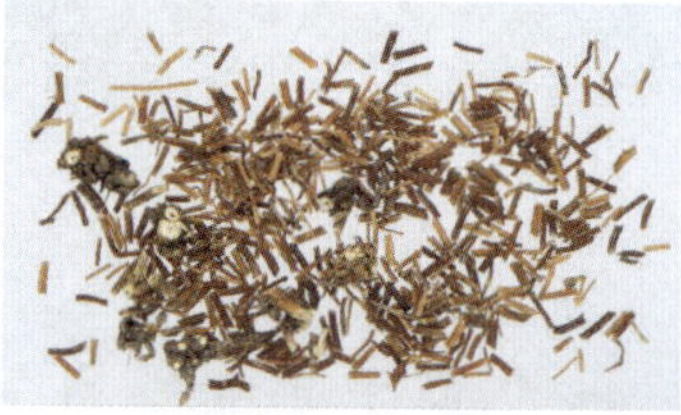
切面外果皮棕褐色至褐色，中果皮黄白色至黄棕色，近外缘有 1 ~ 2 列点状油室，内侧有的有少量紫褐色瓤囊		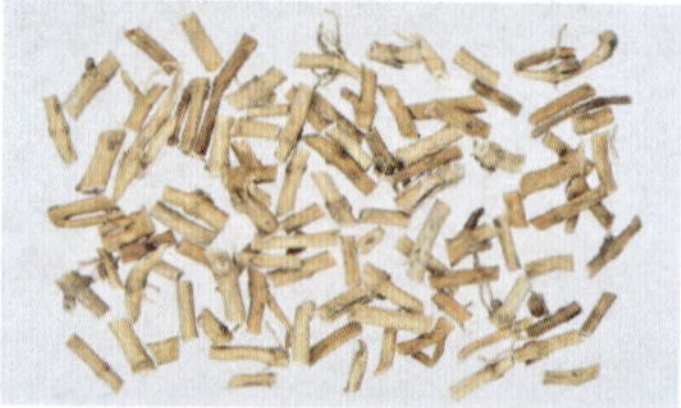
根茎呈细圆柱形的段，表面灰绿色或灰黄色。质较硬。根直径约 1 mm		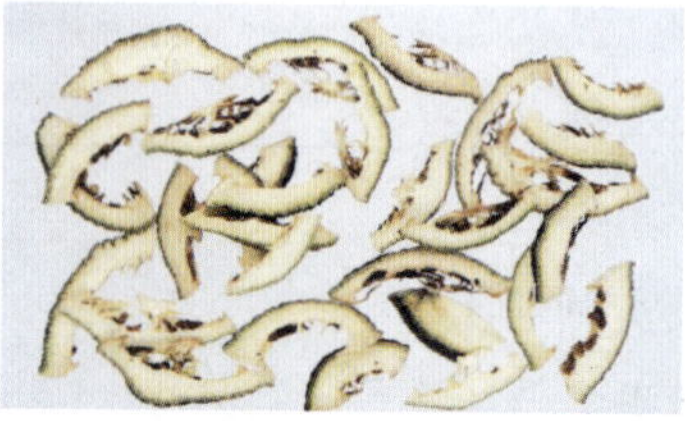

4. 请观察教师提供的实物中药饮片，从来源、药用部位、形状、大小、颜色、质地、断面、气味等方面总结异同点。

药对	相同点	不同点
枳壳和香橼		
姜黄和射干		
生黄精和白及		

引导问题 2：独立回忆中药性状鉴别特征，识别教师从 64 味中药饮片中随机挑选出的 20 味中药饮片，完成考核项目“常用中药饮片的识别”。互评人为其他小组组长，考核评分表见表 2-3-1。

表 2-3-1 “常用中药饮片的识别”考核评分表

评价项目	评价标准	分值	互评（100%）
常用中药饮片的识别	正确识别中药饮片 1	1	
	正确识别中药饮片 2	1	
	正确识别中药饮片 3	1	
	正确识别中药饮片 4	1	
	正确识别中药饮片 5	1	
	正确识别中药饮片 6	1	
	正确识别中药饮片 7	1	
	正确识别中药饮片 8	1	
	正确识别中药饮片 9	1	
	正确识别中药饮片 10	1	
	正确识别中药饮片 11	1	
	正确识别中药饮片 12	1	
	正确识别中药饮片 13	1	
	正确识别中药饮片 14	1	
	正确识别中药饮片 15	1	
	正确识别中药饮片 16	1	
	正确识别中药饮片 17	1	
	正确识别中药饮片 18	1	
	正确识别中药饮片 19	1	
	正确识别中药饮片 20	1	
（共 20 分）合计得分			
互评人签名：			

学习步骤二　复核加减四物汤处方饮片

学生活动　复核所调配中药饮片的药味和剂量

引导问题：在执业药师的帮助下，复核加减四物汤处方饮片的药味和剂量。请查阅《常见处方饮片调剂信息页》第四章第 2 节“中药饮片调剂复核的内容和要求”（第 188 页），组内成员相互复核盛药盘中待包装的 4 味中药饮片，填写表 2-3-2 中药饮片复核表，并在处方复核栏中签字。

表 2-3-2　　中药饮片复核表

<table>
<tr><td colspan="9">加减四物汤处方饮片复核记录表</td></tr>
<tr><td rowspan="2">药味复核</td><td colspan="5">结果是否正确</td><td colspan="3">结果有误的写出具体错误内容</td></tr>
<tr><td colspan="5"></td><td colspan="3"></td></tr>
<tr><td rowspan="5">剂量复核</td><td>处方单剂量</td><td colspan="7"></td></tr>
<tr><td>处方总剂量</td><td colspan="7"></td></tr>
<tr><td>剂数 / 实际单剂量</td><td>①</td><td>②</td><td>③</td><td>④</td><td>⑤</td><td>⑥</td><td>⑦</td></tr>
<tr><td>实际总剂量</td><td colspan="7"></td></tr>
<tr><td>单剂量最大误差率</td><td></td><td>是否符合要求（±3%）</td><td></td><td>总剂量误差率</td><td></td><td>是否符合要求（±3%）</td><td></td></tr>
<tr><td>备注</td><td colspan="8"></td></tr>
</table>

XXX 门诊部中药处方笺　　普通中药处方

No.0001034

姓名：叶某某　性别：女　年龄：49 岁　费别：职工在职（医保）

科别：中医内科　病历号：027XXXX　地址：苏相城区华宇景秀花城X栋XX室

开方日期：2023 年 10 月 16 日　联系方式：159XXXXXXXX

临床诊断：月经不调，腹痛，崩漏，带下

Rp：

当归 9g　川芎 6g

白芍 9g　熟地黄 12g

7剂　水煎服，一天一剂，早晚各服一次

医生　卢某

审核　程某

调配　王某

复核

发药

收费：陈某

26.53 元

学习环节四　加减四物汤处方饮片的包装与发药

学习目标

1. 能独立完成加减四物汤处方饮片的包装，做到包装美观牢固。

2. 能在发药时核对顾客的快递单，并使用空白卡纸完成加减四物汤处方饮片的煎药、服用方法和满意度调查二维码等说明书的制作，保证患者信息（姓名、电话、邮寄地址）准确无误；中药包装箱牢固，箱内附有含煎药、服用方法和满意度调查二维码的说明书。

建议学时

2 学时

学习要求

序号	学习步骤	学习内容	学时	备注
1	包装加减四物汤处方饮片	包药纸、捆扎绳、装药袋的选用	1 学时	
2	发药和交代	煎药、服用方法和满意度调查二维码等说明书的制作	1 学时	

本环节学习流程

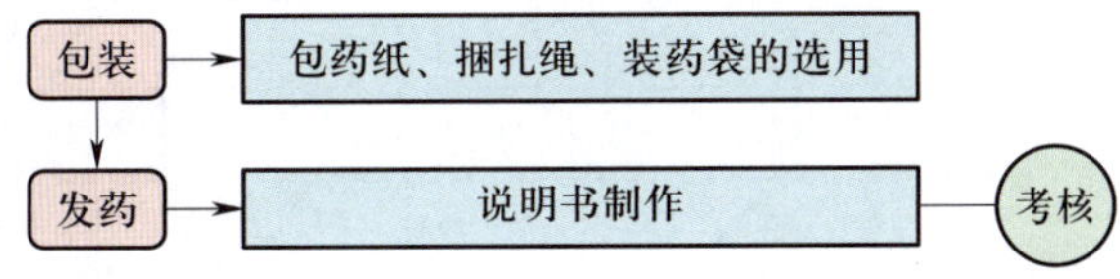

学习步骤一　包装加减四物汤处方饮片

学生活动（一）　选用合适的包药纸、捆扎绳、装药袋

引导问题：饮片包装用到的包药纸有大小规格，有些药店也会备有装药袋，捆扎绳有纸绳和塑料绳，需要正确选用。请查阅《常见处方饮片调剂信息页》第三章第 1 节“包装工具”（第 32 页），根据加减四物汤处方饮片的体积大小、性质，正确选用适合加减四物汤处方饮片的包装工具。

学生活动（二） 演练中药包的包装和捆扎

引导问题 1：请查阅《常见处方饮片调剂信息页》第五章第 1 节“梯形包的操作步骤”（第 191 页），独立完成中药饮片传统包装法梯形包的操作过程。组内评比选出最符合包装要求的中药包，上交组间评比，评选出最优中药包的组别，给予该组成员相应加分。

引导问题 2：教师挑选出几个不规范中药包，小组讨论不规范中药包出现的问题及包装过程中遇到的问题，针对问题练习并改进，完成加减四物汤处方饮片的包装。

引导问题 3：请查阅《常见处方饮片调剂信息页》第五章第 1 节“中药包的捆扎”（第 194 页），回忆中药包的捆扎操作，完成中药包的捆扎。

学习步骤二 发药和交代

学生活动 制作煎药、服用方法和满意度调查二维码等说明书并考核

引导问题 1：请查阅《常见处方饮片调剂信息页》第五章第 2 节“发药和交代”（第 196 页），梳理满意度调查问卷的问卷内容和题目，将加减四物汤煎药、服药方法的内容和满意度调查的内容整理绘制在一张空白卡纸上。

引导问题 2：小组合作整合信息，制作加减四物汤煎药、服药方法和满意度调查二维码等说明书，完成考核项目“制作煎药、服用方法说明书和在线满意度调查二维码”。互评人为其他小组组长，考核评分表见表 2-4-1。

表 2-4-1 “制作煎药、服用方法说明书和在线满意度调查二维码”考核评分表

评价项目	评价标准	分值	互评（100%）
煎药、服用方法和满意度调查二维码说明书的制作	内容准确	5	
	重点突出	3	
	整体美观大方	3	
	满意度调查二维码正确制作	4	
核对信息	核对顾客快递单，保证患者信息准确无误	2	
	7 剂中药包装箱牢固，箱内附有煎药、服用方法和满意度调查二维码说明书	3	
（共 20 分）合计得分			
互评人签名：			

学习环节五　满意度调查、清场与反思

学习目标

1. 能独立在顾客满意度调查时使用顾客满意度调查法，指导顾客使用手机扫描二维码对本次服务进行评价，通过与顾客交流，独立完成顾客满意度调查。

2. 能在教师指导下，按照清场流程，小组合作完成场地清洁，符合场地清洁要求，具备基本的劳动精神。

建议学时

3 学时

学习要求

序号	学习步骤	学习内容	学时	备注
1	调查顾客满意度和清场	1. 在线满意度调查表的填写要求 2. 顾客满意度调查法	1 学时	
2	反思加减四物汤处方饮片调剂过程	1. 加减四物汤处方饮片调剂过程的反思 2. 加减四物汤处方饮片调剂的技术要点	2 学时	

本环节学习流程

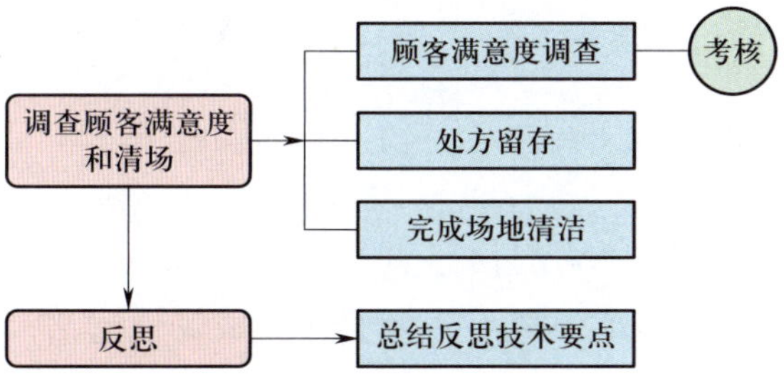

学习步骤一　调查顾客满意度和清场

学生活动（一）　明确在线满意度调查表的填写要求

引导问题：请查阅《常见处方饮片调剂信息页》第六章第 1 节“调查顾客满意度”（第 203 页），识读并相互提问加深理解，同时回答下列问题。

满意度调查表的填写要求：____、____、____、____。

学生活动（二） 指导顾客完成在线满意度调查并考核

引导问题：在中药调剂员日常工作中，经常会有顾客来电咨询，也经常需要使用电话联系顾客。请查阅《常见处方饮片调剂信息页》第六章第 1 节“调查顾客满意度”（第 203 页），识读电话礼仪的注意事项，完成以下判断题并组织罗列合理话术进行角色扮演，完成考核项目“指导模拟顾客完成在线满意度调查”。互评人为模拟顾客，考核评分表见表 2–5–1。

（ ）1. 如果中药调剂员正在调配时顾客来电，可以不接听，因为做调配更要紧。

（ ）2. 顾客来电时，中药调剂员接起电话后应保持沉默，先听对方讲话。

（ ）3. 如果中药调剂员需要对慢病患者进行电话随访时，可以选择在晚上 10 点联系患者。

（ ）4. 对待顾客的异议可以采用拖延法进行解决。

（ ）5. 为了不影响他人，不使用免提方式拨号或打电话。

（ ）6. 帮助他人转接电话时需要征得对方的同意。

表 2–5–1 “指导模拟顾客完成在线满意度调查”考核评分表

评价项目	评价标准	分值	自评（50%）	互评（50%）
电话礼仪	联系顾客的时机合理	2		
	按照电话礼仪的要求，组织并罗列合理话术	4		
	角色扮演过程中，服务态度热情地引导顾客完成在线满意度调查	4		
小计		10		
（共 10 分）合计得分				
自评人签名：		互评人签名：		

学生活动（三） 留存加减四物汤处方

引导问题：按照《常见处方饮片调剂信息页》第六章第 2 节“留存处方”（第 208 页），正确判断处方的类型，完成处方的留存登记工作。

学生活动（四） 完成场地清洁

引导问题：按照《常见处方饮片调剂信息页》第六章第 3 节“中药饮片调剂工作站清场要求”（第 209 页），组织学生讨论清场的内容，小组合作完成场地清洁，符合场地清洁要求，并填写表 2–5–2 清场记录表。

表 2–5–2 清场记录表

序号	清洁内容	完成情况
1	调剂台	
2	戥秤	
3	盛药盘	
4	地面	
5	卫生工具	

学习步骤二　反思加减四物汤处方饮片调剂过程

学生活动　总结反思加减四物汤处方饮片调剂技术要点

引导问题 1：对照图 2-5-1 加减四物汤处方饮片调剂流程图，口述中药组方原则及查斗装斗操作的注意事项。

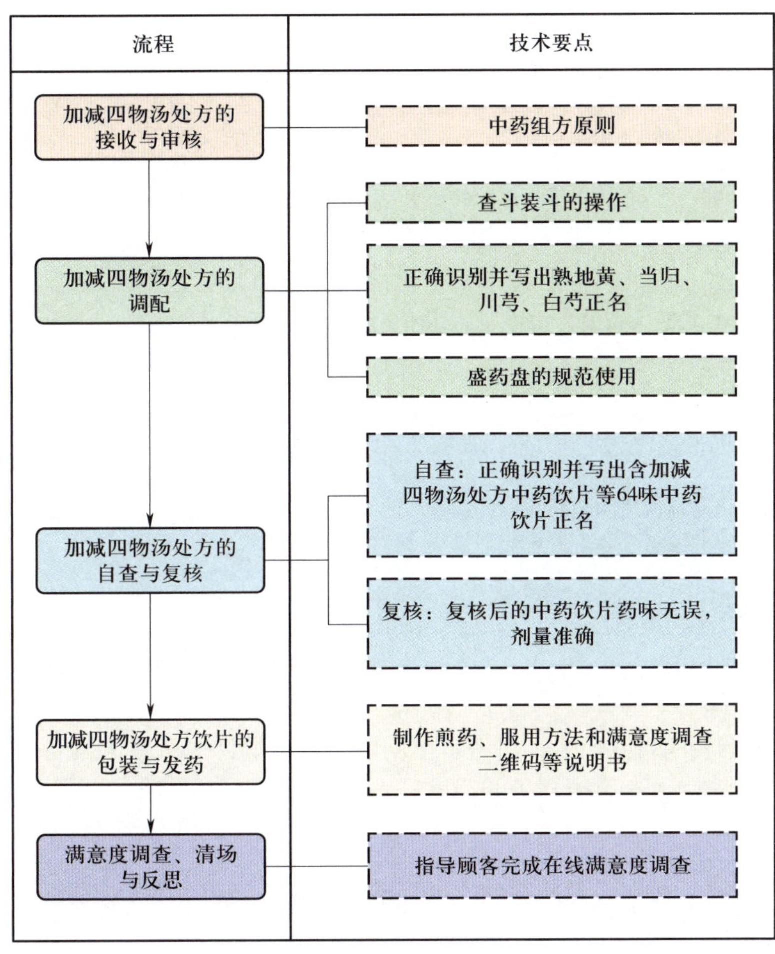

图 2-5-1　加减四物汤处方饮片调剂流程图

引导问题2：请对照图2-5-3加减四物汤处方饮片调剂流程图，对比任务要求和自己在每个环节的操作表现进行自我反思，并将结果记录在表2-5-3中。

表2-5-3 自我反思记录表

1. 加减四物汤处方的接收与审核	
独立分析中药组方的原则君、臣、佐、使	□优秀 □良好 □一般 □不能
2. 加减四物汤处方的调配	
（1）规范使用盛药盘完成调配 （2）理解斗谱的编排原则 （3）完成查斗装斗的操作 （4）正确识别并写出熟地黄、当归、川芎、白芍的正名	□优秀 □良好 □一般 □不能 □优秀 □良好 □一般 □不能 □优秀 □良好 □一般 □不能 □优秀 □良好 □一般 □不能
3. 加减四物汤处方的自查与复核	
（1）正确识别并写出含加减四物汤处方饮片等64味中药饮片正名 （2）复核后的中药饮片药味无误，剂量准确	□优秀 □良好 □一般 □不能 □优秀 □良好 □一般 □不能
4. 加减四物汤处方饮片的包装与发药	
（1）独立完成加减四物汤处方饮片的包装与捆扎操作 （2）制作煎药、服药及满意度调查二维码说明书	□优秀 □良好 □一般 □不能
5. 满意度调查、清场与反思	
指导顾客完成在线满意度调查	□优秀 □良好 □一般 □不能

引导问题3：根据上表的自我反思，思考以下问题，并做好课上分享的准备。

1. 你在哪些环节存在困惑或者有较大的问题？

____

2. 你认为组内哪位同学在你遇到问题的这个环节上表现得较好？你认为做得好的地方是什么？

____

3. 将你遇到的困惑或操作中出现的问题与组内同学进行探讨，看看是否有更好的解决办法。

____

引导问题4：请结合本学习任务反思在常见处方调剂过程中，未经过查斗装斗的处方调剂与经过查斗装斗的处方调剂之间异同点。

____

____

学习任务三　加减保和丸处方饮片调剂

任务描述

任务情景：

某患者出现脘腹胀满、嗳腐吞酸、不欲饮食等症状，来门诊就诊，医生诊断为食积停滞，现开具7剂加减保和丸处方（炒三仙30 g、竹茹5 g、茯苓9 g、陈皮3 g、连翘3 g、炒莱菔子3 g），患者要求以中药饮片形式现场取药，回家自行煎煮。处方中含有的炒三仙属于并开药，要求中药调剂员明确并开药应付内容，在半天内完成处方调剂工作。

学生从教师处接收加减保和丸处方（手写处方），明确取药形式；按规范交由教师或学生审核处方，审方无误后，选用医保结算方式对处方进行计价；识别并确保炒三仙、竹茹、茯苓、陈皮、连翘、炒莱菔子的中药饮片备料充足，做好调剂准备；对加减保和丸处方进行中药饮片调配、自查，因该处方中含有并开药，调配时需注意并开药应付正确；交由教师或学生药味复核、剂量复核（误差 ±3%）、质量复核；复核无误后学生采用双纸包法对中药进行包装，向教师或学生进行发药交代；最后发放意见卡片调查教师或学生的满意度并将加减保和丸处方留存备查。

加减保和丸处方调剂需严格执行《中华人民共和国中医药法》《中华人民共和国药品管理法》等法律法规，遵守《中华人民共和国药典》（现行版）、《药品经营质量管理规范》《药品经营质量管理规范实施细则》《处方管理办法》等相关规定，熟知中药处方应付常规、中药饮片调剂操作规程、中药煎煮和服用方法及全国医药行业特有职业技能竞赛中药调剂员工种中药处方调配评分表等相关规定。

任务要求：

1. 处方中并开的3味中药饮片在调配时品种正确。
2. 剂量准确率在 ±3%。
3. 中药包美观，捆扎结实无漏药，服药方法交代清楚。
4. 对顾客服务周到，令顾客满意。

任务资料：

加减保和丸处方

XXX门诊部中药处方笺 普通中药处方

No. 0000301

姓名：刘某某 性别：男 年龄：38岁 费别：职工在职（医保）

科别：中医内科 病历号：939XXXX 地址：浙江省杭州市天目山路XXX号

开方日期：2023年10月16日 联系方式：189XXXXXXXX

临床诊断：食积停滞，脘腹胀满，不欲饮食

Rp：

炒三仙 30g　竹茹 5g　茯苓 9g

陈皮 3g　连翘 3g　炒莱菔子 3g

7剂　水煎服，一天一剂，早晚各服一次

医师 梁某

审核

调配

复核

发药

收费
元

学习路径

加减保和丸处方饮片调剂
加减保和丸处方的接收与审核
明确处方信息并考核
明确处方并开药应付
审核处方并开药名并考核
分析处方的组成与应用
审核处方药物是否对证
加减保和丸处方的计价
明确医保结算的内容及注意事项
演练处方计价操作并考核
加减保和丸处方的调配
填写处方的取药凭证
明确处方中药饮片的性状鉴别特征
识别并准备调剂所需的中药饮片及工具材料和设备并考核
完成处方的调配
加减保和丸处方的自查与复核
完成处方调配的自查
识别70味并开药相关中药饮片并考核
分析总结中药饮片常见的变异现象及典型品种
复核所调配的药味、剂量和质量并考核
观看视频，反思质量为本意识的重要性
加减保和丸处方饮片的包装与发药
明确双纸包法的适用范围
演练双纸包的操作过程并考核
演练中药包的捆扎操作
完成加减保和丸的发药和交代
满意度调查、清场与反思
完成处方调配的顾客满意度调查
反思依法经营意识并考核
完成场地清洁
总结反思调剂过程和技术要点

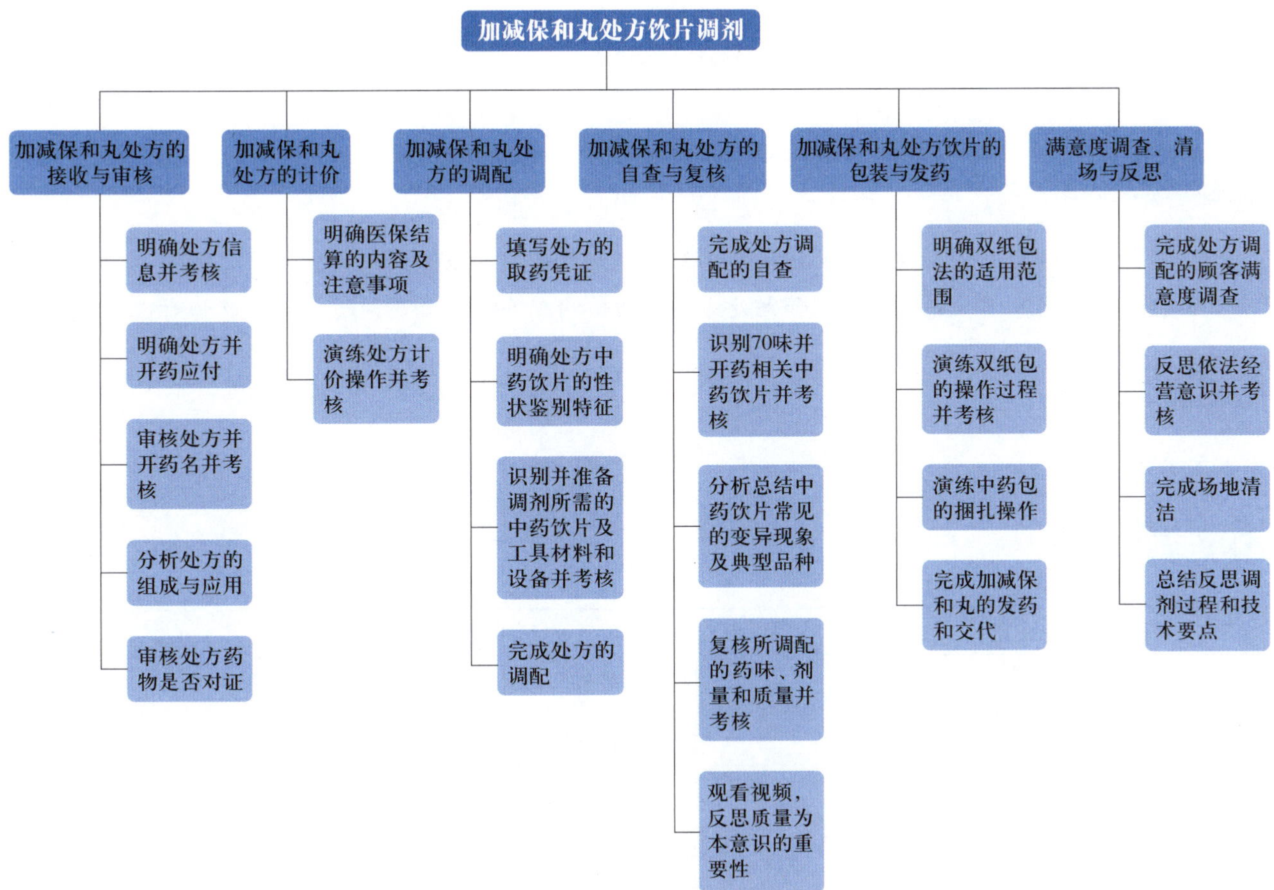

学习环节一　加减保和丸处方的接收与审核

学习目标

1. 能与模拟顾客进行有效沟通，明确处方信息，具有良好的服务意识。
2. 能在教师指导下，完成加减保和丸处方的审核，明确处方并开药应付和处方药物对证。

建议学时

5 学时

学习要求

序号	学习步骤	学习内容	学时	备注
1	接收加减保和丸处方	1. 工作现场沟通法（顾客接待礼仪及沟通技巧） 2. 良好的服务意识	1 学时	
2	审核加减保和丸处方	1. 常见并开药名应付 2. 并开药名的审核 3. 加减保和丸处方的组成与应用 4. 加减保和丸处方药物是否对证	4 学时	

本环节学习流程

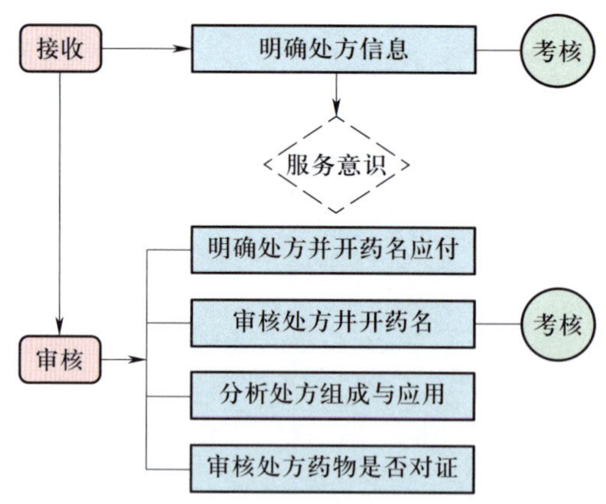

学习步骤一　接收加减保和丸处方

学生活动　明确处方信息并考核

引导问题 1：请查阅《常见处方饮片调剂信息页》第七章第 2 节“服务意识”（第 217 页），小组讨论下列服务情景中的中药调剂员应如何运用顾客接待礼仪和服务技巧。

服务情景

当一位患者拿着一张医生已经开具好的中药处方走进店门时，发现中药调剂员都在忙着自己手中的工作，先不知所措地在药店门口停留了 2 分钟左右，然后找到了你询问应该如何购买中药处方中的中药饮片。

引导问题 2：你是中医门诊部的一名收方的中药调剂员，现在有一位患者来就诊，医生开具手写处方后，顾客携带处方来到收方处。请结合《常见处方饮片调剂工作页》学习任务三“任务资料”中的加减保和丸处方，根据提示完成训练和考核。

1. 请查阅《常见处方饮片调剂信息页》第七章第 2 节“服务意识案例 2”（第 219 页），小组讨论案例中的中药调剂员是否有良好的服务意识，并说明理由。组内同学进行角色扮演，模拟接待顾客，练习完成处方信息的确认。

2. 组内两名学生进行角色扮演，分别扮演中药调剂员和顾客，中药调剂员作为自评人，顾客作为互评人。扮演收方的中药调剂员在 5 分钟内完成考核项目“接待礼仪”，考核评分表见表 3-1-1。

表 3-1-1　“接待礼仪”考核评分表

评价项目	评价标准	分值	自评（50%）	互评（50%）
明确信息	明确顾客姓名	1		
	明确顾客性别	1		
	明确顾客年龄	1		
	明确顾客费别	1		
	明确顾客科别	1		
	明确顾客病例号	1		
	开方日期	1		
	明确顾客地址	1		
	明确顾客联系方式	1		
	明确顾客临床诊断	1		
小计		10		
（共 10 分）合计得分				
自评人签名：			互评人签名：	

学习步骤二　审核加减保和丸处方

学生活动（一）　明确处方并开药应付

引导问题：中药调剂员在接收处方后，需由执业药师对处方的并开药名等应付进行审核，请根据提示回答以下问题。

1. 请查阅《常见处方饮片调剂信息页》第一章第2节“表1-2-2 常见中药并开药名应付表”（第11页），找出以下并开药名的调配应付种类，并完成下列空格的填写：二冬应付＿＿＿＿＿＿；乳没应付＿＿＿＿＿＿＿＿＿＿；全紫苏应付＿＿＿＿＿＿＿＿＿＿。

2. 请查阅《常见处方饮片调剂信息页》第一章第2节“常见并开药名应付”（第10页），对比并开药剂量的两种表示方式，在正确的并开药名应付后方打√，在错误的并开药名应付后方打×，并将正确的答案修订在对应的栏目内。

（1）二母20 g应付浙贝母20 g和川贝母20 g（　）

（2）二地各20 g应付生地黄20 g和熟地黄20 g（　）

（3）焦四仙40 g应付焦山楂10 g、焦麦芽10 g、焦神曲10 g和焦槟榔10 g（　）

（4）二决明30 g应付决明子15 g和煅石决明15 g（　）

学生活动（二）　审核处方并开药名并考核

引导问题1：中药调剂员在接收处方后，需由执业药师对处方应付进行审核，根据提示回答以下问题。

请查阅《常见处方饮片调剂信息页》第一章第2节“常见并开药名应付”（第10页），审核处方素材1（见图3-1-1），圈出处方中的并开药名，并写出并开药名应付。

XXX 门诊部中药处方笺

普通中药处方

No.0000301

姓名：刘某某 性别：男 年龄：38 岁 费别：职工在职（医保）

科别：中医内科 病历号：939XXXX 地址：浙江省杭州市天目山路XXX号

开方日期：2023 年 10 月 16 日 联系方式：189XXXXXXXX

临床诊断：食积停滞，脘腹胀满，不欲饮食 √

Rp：

炒三仙 30g　竹茹 5g　茯苓 9g

陈皮 3g　连翘 3g　炒莱菔子 3g

7剂　水煎服，一天一剂，早晚各服一次

医师 梁某

审核

调配

复核

发药

收费　元

图 3-1-1 处方素材 1

引导问题 2：请审核下列 4 张处方（分别见图 3-1-2、图 3-1-3、图 3-1-4、图 3-1-5），准确填写处方审核答题卡（见表 3-1-2），在 10 分钟内完成考核项目“含并开药名处方的审核”。互评人为其他小组组长，考核评分表见表 3-1-3。

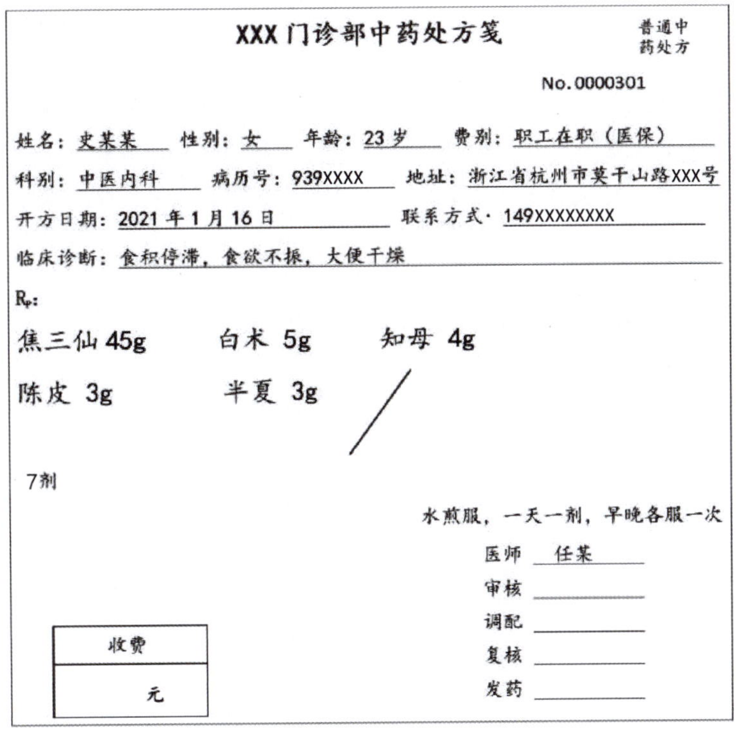

XXX 门诊部中药处方笺

普通中药处方

No.0000301

姓名：史某某 性别：女 年龄：23 岁 费别：职工在职（医保）

科别：中医内科 病历号：939XXXX 地址：浙江省杭州市莫干山路XXX号

开方日期：2021 年 1 月 16 日 联系方式：149XXXXXXXX

临床诊断：食积停滞，食欲不振，大便干燥

Rp：

焦三仙 45g　白术 5g　知母 4g

陈皮 3g　半夏 3g

7剂

水煎服，一天一剂，早晚各服一次

医师 任某

审核

调配

复核

发药

收费　元

图 3-1-2 含并开药的处方素材 1

XXX门诊部中药处方笺

普通中药处方

No.0002341

姓名：季某某　性别：男　年龄：43岁　费别：职工在职（医保）

科别：中医内科　病历号：139XXXX　地址：福建省厦门市夏禾路XXX号

开方日期：2023年2月16日　联系方式：149XXXXXXXX

临床诊断：风寒感冒，咳嗽呕吐，流清涕

Rp：

全紫苏各10g　防风 5g　薄荷 4g　大枣 4g

荆芥 3g　甘草 3g

7剂

水煎服，一天一剂，早晚各服一次

医师　卢某

审核

调配

复核

发药

收费
元

图3-1-3　含并开药的处方素材2

XXX门诊部中药处方笺

普通中药处方

No.0007641

姓名：孙某某　性别：男　年龄：55岁　费别：职工在职（医保）

科别：中医内科　病历号：144XXXX　地址：陕西省西安市南大街XXX号

开方日期：2022年4月12日　联系方式：156XXXXXXXX

临床诊断：肺痈，咽痛，肺热咳嗽

Rp：

鱼腥草 10g　二地丁 20g　黄柏 20g　大枣 4g

白术 3g　甘草 3g

7剂

水煎服，一天一剂，早晚各服一次

医师　任某

审核

调配

复核

发药

收费
元

图3-1-4　含并开药的处方素材3

XXX门诊部中药处方笺　　普通中药处方

No.0007641

姓名：孙某某　性别：男　年龄：74岁　费别：职工在职（医保）

科别：中医内科　病历号：139XXXX　地址：江苏省南京市延安路XXX号

开方日期：2023年6月26日　联系方式：156XXXXXXXX

临床诊断：虚烦不眠，惊悸多梦，自汗盗汗

Rp:

生熟枣仁各10g　磁石 5g　龙牡20g　大枣 4g

远志3g　甘草 3g

7剂

水煎服，一天一剂，早晚各服一次

医师　任某

审核

调配

复核

发药

收费　元

图 3-1-5　含并开药的处方素材 4

表 3-1-2　中药处方审核答题卡

题号	审核结果
含并开药的处方素材 1	
含并开药的处方素材 2	
含并开药的处方素材 3	
含并开药的处方素材 4	

表 3-1-3　“含并开药名处方的审核”考核评分表

评价项目	评价标准	分值	互评（100%）
并开药名审核	正确写出含并开药的处方素材 1 中的并开药名和剂量应付	3	
	正确写出含并开药的处方素材 2 中的并开药名和剂量应付	3	
	正确写出含并开药的处方素材 3 中的并开药名和剂量应付	2	
	正确写出含并开药的处方素材 4 中的并开药名和剂量应付	4	
（共 12 分）合计得分			
互评人签名：			

学生活动（三） 分析加减保和丸处方的组成与应用

引导问题：中药调剂员在接收处方后，需由执业药师对处方辨证等进行审核。请查阅《常见处方饮片调剂信息页》第一章第 2 节“加减保和丸处方的组成与应用”（第 13 页），梳理加减保和丸处方的药物组成和主治证型，根据提示完成以下问题。

1. 加减保和丸处方中的君药是____________。
2. 加减保和丸处方的主治证型是__________。

学生活动（四） 审核加减保和丸处方药物是否对证

引导问题 1：中药调剂员在接收处方后，需由执业药师对处方辨证等进行审核。请查阅《常见处方饮片调剂信息页》第一章第 2 节“加减保和丸处方的组成与应用”（第 13 页），分析加减保和丸处方中各组成药物的功效和整个处方主治证型之间的关系，回答以下判断题。

（　）1. 山楂酸甘性温，消一切饮食积滞，长于消肉食油腻之积。

（　）2. 神曲甘辛性温，下气消食除胀，长于消谷面之积。

（　）3. 莱菔子辛甘而平，消食健胃，擅长化酒食陈腐之积。

（　）4. 陈皮辛温，理气化湿，和胃止呕。

（　）5. 竹茹甘，微寒，清热化痰，除烦，止呕。

（　）6. 茯苓甘淡，健脾利湿，和中止泻。

（　）7. 连翘味苦微寒，既可散结以助消积，又可清解食积化热之象。

（　）8. 炒麦芽甘平，消食健脾，回乳消胀。

引导问题 2：请查阅《常见处方饮片调剂信息页》第一章第 2 节“加减保和丸处方的组成与应用”（第 13 页），审核下列处方素材 2（见图 3–1–6）中的药物是否对证，用“√”或“×”在临床诊断处进行标记，同时完成审核和签名。

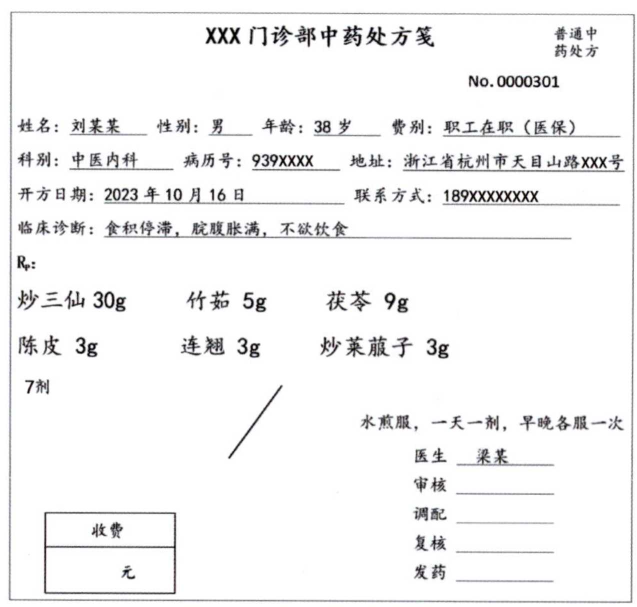
XXX 门诊部中药处方笺　　普通中药处方

No.0000301

姓名：刘某某　性别：男　年龄：38 岁　费别：职工在职（医保）

科别：中医内科　病历号：939XXXX　地址：浙江省杭州市天目山路XXX号

开方日期：2023 年 10 月 16 日　联系方式：189XXXXXXXX

临床诊断：食积停滞，脘腹胀满，不欲饮食

Rp:

炒三仙 30g　竹茹 5g　茯苓 9g

陈皮 3g　连翘 3g　炒莱菔子 3g

7剂

水煎服，一天一剂，早晚各服一次

医生 梁某

审核

调配

复核

发药

收费

元

图 3–1–6　处方素材 2

学习环节二　加减保和丸处方的计价

学习目标

能在教师指导下，正确按照医保结算方式，对加减保和丸进行准确计价，明确取药形式。

建议学时

3 学时

学习要求

序号	学习步骤	学习内容	学时	备注
1	计价加减保和丸处方	1. 医保结算的内容及注意事项 2. 医保系统的使用	3 学时	

本环节学习流程

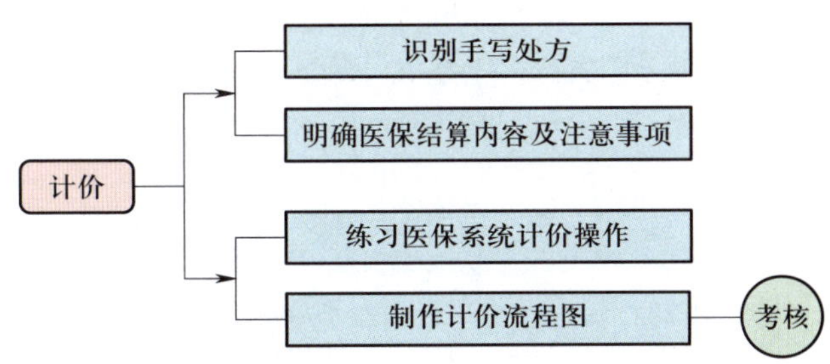

学习步骤　计价加减保和丸处方

学生活动（一）　明确医保结算的内容及注意事项

引导问题：在执业药师审核完成后，中药调剂员才能对处方进行计价，在计价时中药调剂员可能会因为不熟悉中医开具的手写处方药名（含并开药名）而影响计价速度，甚至计价错误导致顾客投诉，请根据提示完成以下问题。

1. 以小组为单位，收集中医开具的手写处方，讨论分析各组收集的处方中的药名和剂量。
2. 请分析图 3–2–1 手写处方节选，将处方中的药名和剂量逐一填写在表 3–2–1 中。

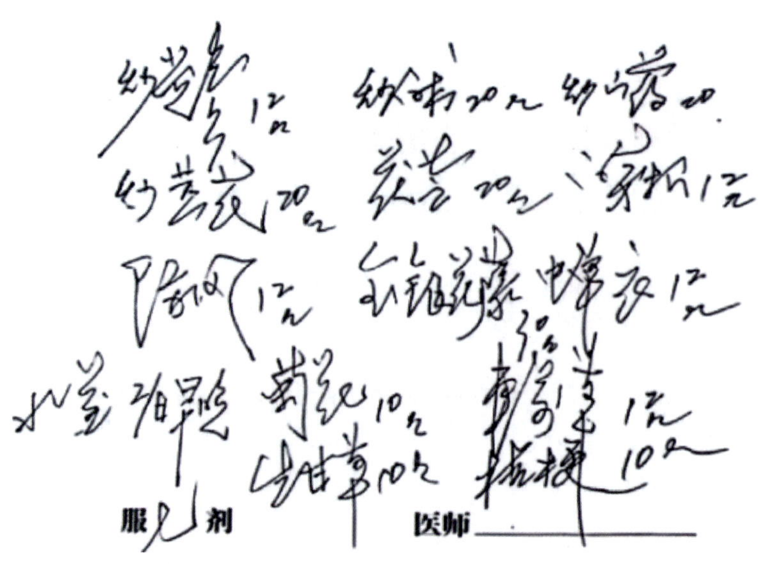

图 3-2-1 手写处方节选

表 3-2-1 手写处方药名分析表

2. 请查阅《常见处方饮片调剂信息页》第二章第 3 节“医保结算的内容及注意事项”（第 21 页），对照《国家基本医疗保险、工伤保险和生育保险药品目录》（最新版），选出表 3-2-2 中未纳入医保结算的中药饮片及药材。

表 3-2-2 中药饮片及药材表

阿胶		焦神曲		连翘		焦山楂	
竹茹		冬虫夏草		海马		鹿茸	
牛黄		茯苓		麝香		陈皮	
焦麦芽		西洋参		炒莱菔子		野山参	

学生活动（二） 演练加减保和丸处方计价操作并考核

引导问题 1：请查阅《常见处方饮片调剂信息页》第二章第 1 节“计价的内容及注意事项”（第 17 页），掌握中药饮片处方的计价方法，结合《常见处方饮片调剂工作页》学习任务三“任务资料”中的加减保和丸处方，先明确处方中的药味应付，再参考表 3-2-3“中药饮片零售价格参考表”，写出处方的计价过程，后用计算器算出处方价格。

表 3-2-3　　中药饮片零售价格参考表

序号	饮片名称	价格（元/g）
1	山楂（炒）	0.02
2	六神曲（炒）	0.12
3	麦芽（炒）	0.016
4	竹茹	0.03
5	茯苓	0.1
6	陈皮	0.03
7	连翘	0.42
8	莱菔子（炒）	0.04

引导问题 2：在执业药师审核完成后，中药调剂员需要对加减保和丸处方进行计价。请查阅《常见处方饮片调剂信息页》第二章第 3 节“医保系统的操作规程”（第 22 页），对照医保系统使用流程图，完成加减保和丸处方的医保结算，将收费完成的处方和收费票据上交。

引导问题 3：请在 15 分钟内完成考核项目“加减保和丸处方计价流程图的制作”。在保证工作流程正确的情况下，版面布局自行设计，要求富有创意，重点突出。互评人为其他小组组长，考核评分表见表 3-2-4。

表 3-2-4　　“加减保和丸处方计价流程图的制作”考核评分表

评价项目	评价标准	分值	自评（50%）	互评（50%）
工作流程	接收审核无误的处方	1		
	正确开启医保系统	1		
	将医保卡插入读卡器	1		
	正确录入处方中的药名和对应剂量	2		
	确认医保结算的信息	2		
	收银并打印处方票据	2		
	将处方和处方票据交给顾客	2		
版面布局	版面布局清晰，无涂改	3		
	步骤中的重点内容突出，详细正确	3		
	版面布局富有创意	3		
小计		20		
（共 20 分）合计得分				
自评人签名：		互评人签名：		

学习环节三　加减保和丸处方的调配

学习目标

能在教师指导下，准备调配加减保和丸处方所需要的材料、工具与设备，确保处方所涉中药饮片药味正确。

建议学时

2 学时

学习要求

序号	学习步骤	学习内容	学时	备注
1	准备调配前工具、设备、材料，识别中药饮片并调配加减保和丸处方	1. 炒山楂、炒麦芽、炒六神曲、竹茹、茯苓、陈皮、连翘、炒莱菔子的性状鉴别特征 2. 炒山楂、炒麦芽、炒六神曲、竹茹、茯苓、陈皮、连翘、炒莱菔子的识别	2 学时	

本环节学习流程

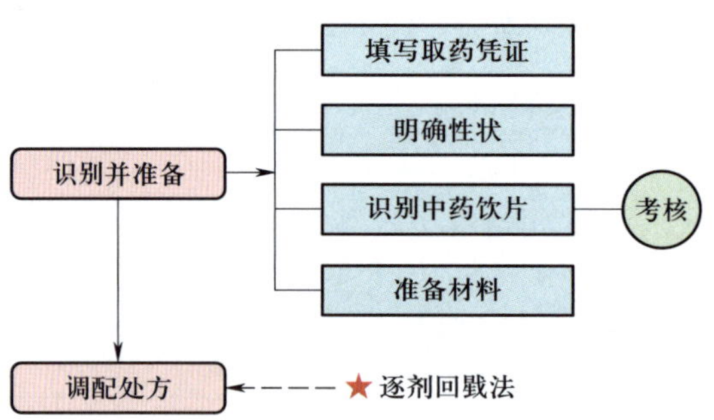

学习步骤　准备调配前工具、设备、材料，识别中药饮片并调配加减保和丸处方

学生活动（一）　填写加减保和丸处方的取药凭证

引导问题：请查阅《常见处方饮片调剂信息页》第三章第 1 节“取药凭证的填写”（第 26 页），根据图 3–1–1 取药凭证示例、图 3–1–2 加减保和丸收费票据和《常见处方饮片调剂工作页》学习任务三“任务资料”中的加减保和丸处方，预估取药时间，将填写完的取药凭证贴在下面空白处，并将顾客联交给顾客。

学生活动（二） 明确加减保和丸处方饮片的性状鉴别特征

引导问题：请查阅《常见处方饮片调剂信息页》第三章第 2 节“加减保和丸处方饮片的性状鉴别”（第 38 页），明确处方药味的性状鉴别特征，根据中药饮片图片，在表 3–3–1 中画出加减保和丸处方饮片彩色手绘图，并在图中标出主要鉴别特征，成果由学生互评，选出一、二、三等奖。

表 3–3–1 加减保和丸处方饮片图片

药名	中药饮片图片	标识主要鉴别特征的中药饮片彩色手绘图
炒山楂	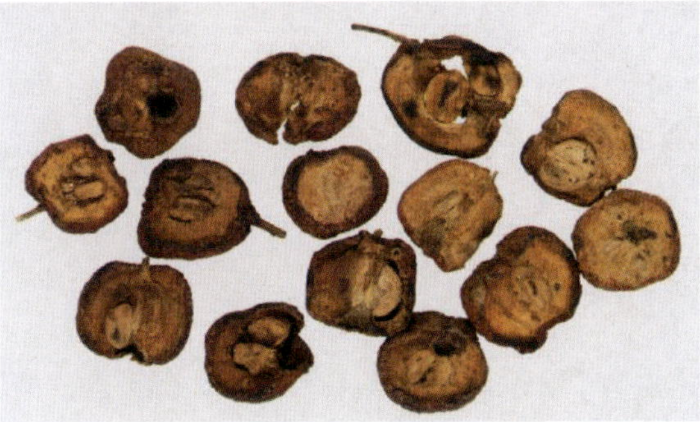	
炒麦芽	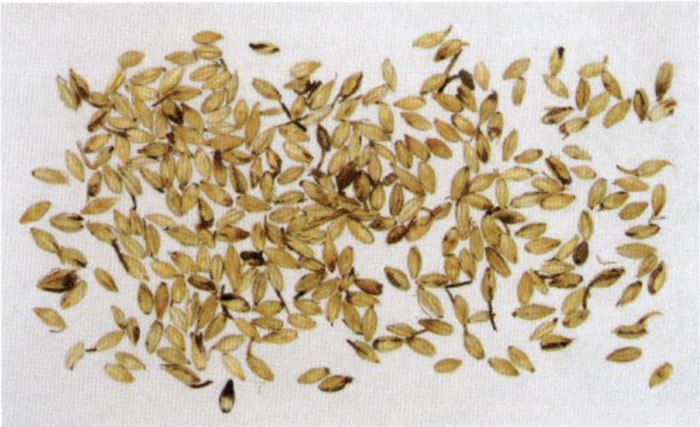	

续表

药名	中药饮片图片	标识主要鉴别特征的中药饮片彩色手绘图
炒六神曲	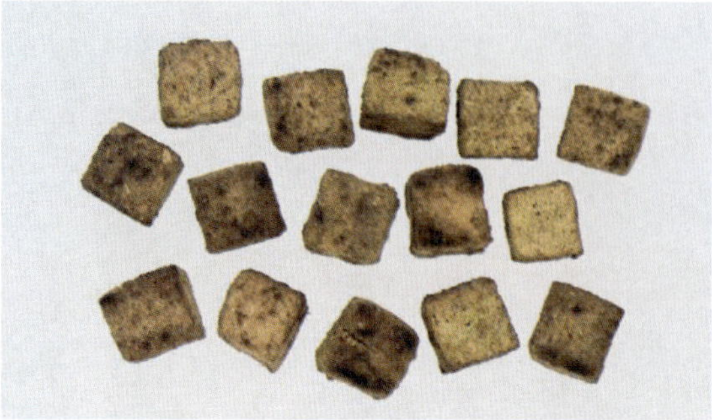	
竹茹	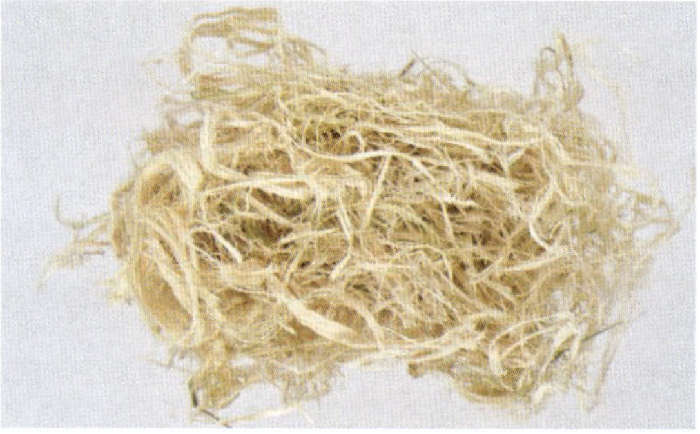	
陈皮	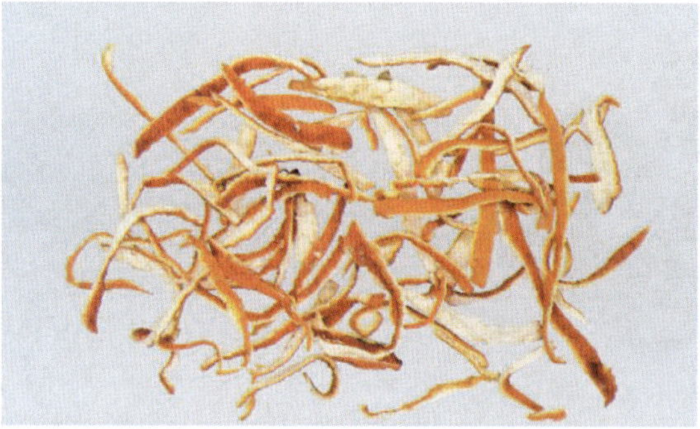	
连翘	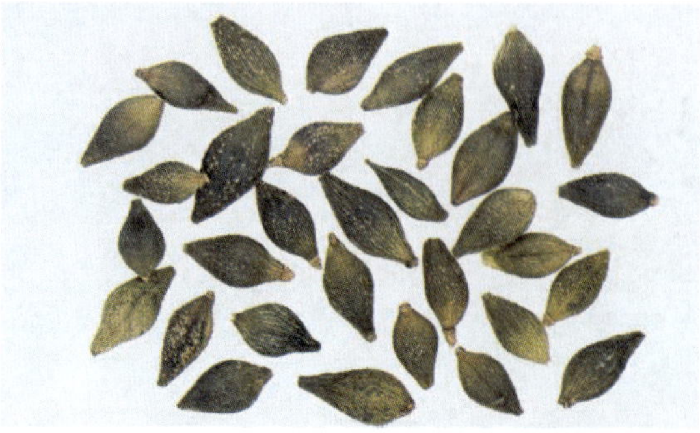	

续表

药名	中药饮片图片	标识主要鉴别特征的中药饮片彩色手绘图
炒莱菔子		
茯苓		

学生活动（三） 识别并准备调剂所需的中药饮片及工具材料和设备并考核

引导问题 1：请针对不同组别所摆放需调配的中药饮片，在 1 分钟内，能正确识别所需调配 8 味中药，并填写表 3-3-2，完成考核项目“调配的中药饮片识别”。互评人为其他小组组长，考核评分表见表 3-3-3。

表 3-3-2　　调配的中药饮片识别答题卡

中药 1	中药 2	中药 3	中药 4	中药 5	中药 6	中药 7	中药 8

表 3-3-3　　“调配的中药饮片识别”考核评分表

评价项目	评价标准	分值	互评（100%）
饮片识别	正确识别炒山楂	1	
	正确识别炒麦芽	1	
	正确识别炒六神曲	1	
	正确识别竹茹	1	
	正确识别茯苓	1	

续表

评价项目	评价标准	分值	互评（100%）
饮片识别	正确识别陈皮	1	
	正确识别连翘	1	
	正确识别炒莱菔子	1	
（共 8 分）合计得分			
互评人签名：			

引导问题 2：请回忆中药处方调配所需要的工具、设备及材料，填写表 3–3–4 物品准备清单，并准备齐全中药处方调配所需要的工具、设备及材料。

表 3–3–4　　物品准备清单

序号	物品名称	数量	准备情况	备注
领取小组：第　组	领取人：		领取日期：　年　月　日	

学生活动（四）　完成加减保和丸处方的调配

引导问题：请观看《常见处方饮片调剂信息页》第三章第 3 节“视频 3–3–3 加减保和丸处方的调配”（第 48 页），按照常见处方的调配流程，完成加减保和丸处方的调配。

1. 以小组为单位，拍摄调配过程，课后制作视频提交；要求视频画面清晰，镜头稳定，无杂音（可配轻音乐），有字幕说明。

2. 以小组为单位，讨论组内成员在调配过程中出现的问题并说出解决办法。

学习环节四　加减保和丸处方的自查与复核

学习目标

1. 能在教师指导下，对调配后的中药饮片进行逐味自查，对含加减保和丸处方等70味并开药相关中药饮片进行识别，确保药味正确无误。

2. 能在教师指导下，对所调配中药饮片进行药味复核、质量复核，确保所调配的中药饮片品种正确、质量合格、7剂总量误差率及单剂剂量误差率控制在±3%，具有良好的质量为本意识。

建议学时

9学时

学习要求

序号	学习步骤	学习内容	学时	备注
1	自查加减保和丸处方饮片	1. 除加减保和丸处方以外的63味并开药中药饮片的性状鉴别特征 2. 含加减保和丸处方等70味并开药中药饮片的识别	6学时	
2	复核加减保和丸处方饮片	1. 中药饮片常见的变异现象 2. 良好的质量为本意识 3. 复核所调配中药饮片的药味、剂量、质量	3学时	

本环节学习流程

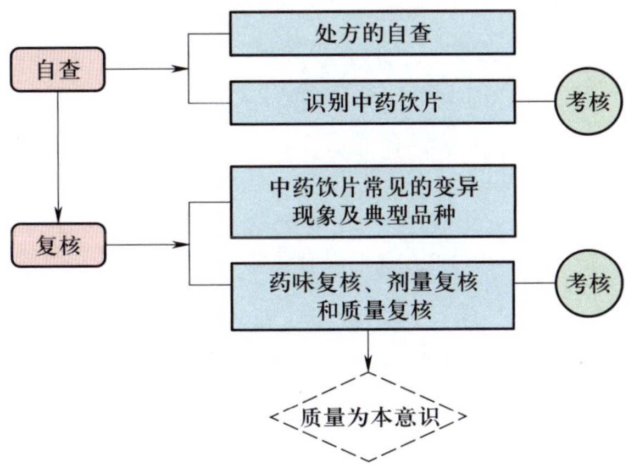

学习步骤一　自查加减保和丸处方饮片

学生活动（一）　完成加减保和丸处方调配的自查

1. 请查阅调配完成的加减保和丸处方，回忆处方中的并开药名应付和相关中药饮片的性状特征，核对方、药是否匹配，完成加减保和丸处方调配的自查工作，自查无误后签字。

2. 在上述自查工作中，是否发现多配、漏配或错配的现象？如有，请选择原因：

□ 无多配、漏配或错配的现象

□ 并开药的应付种类错误，导致错配

□ 不熟悉中药的性状特点，造成错配

□ 粗心大意，导致多配、漏配或错配

□ 其他原因（请简要描述）____

学生活动（二）　识别 70 味并开药相关中药饮片并考核

引导问题：处方自查过程中，通过逐味自查，多配、漏配现象较易被发现，但部分中药调剂员因为对处方药味识别不清而无法及时发现错配的现象。

1. 请查阅《常见处方饮片调剂信息页》中第四章第 1 节“除加减保和丸处方以外的 63 味并开药中药饮片的性状鉴别”（第 81 页），明确中药饮片性状鉴别特征，表 3–4–1 中，完成根及根茎类中药饮片图片与对应药名的连线。

表 3-4-1　药名图片连线表

药名	中药饮片图片
麦冬	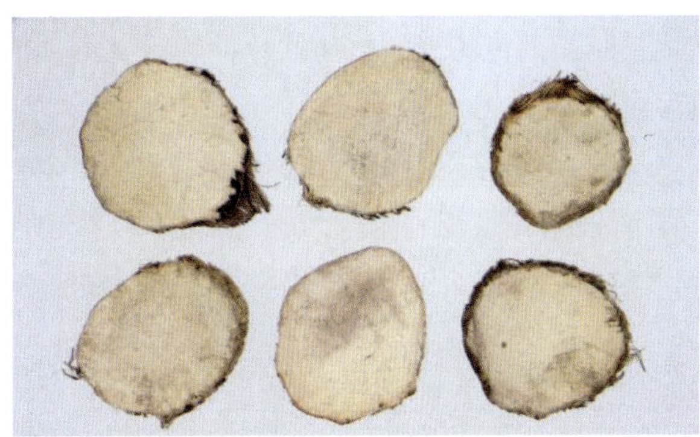
莪术	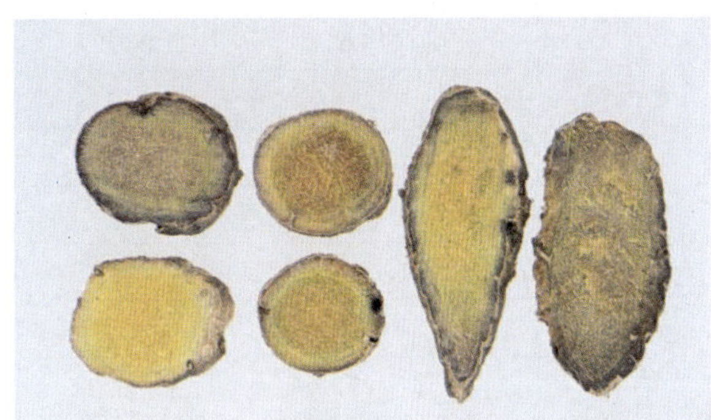
三棱	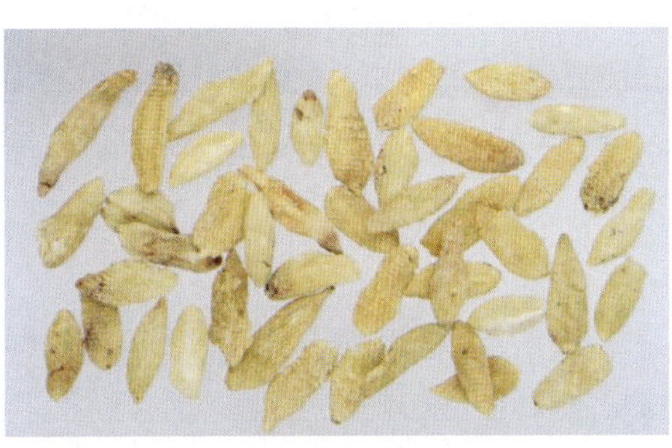
天冬	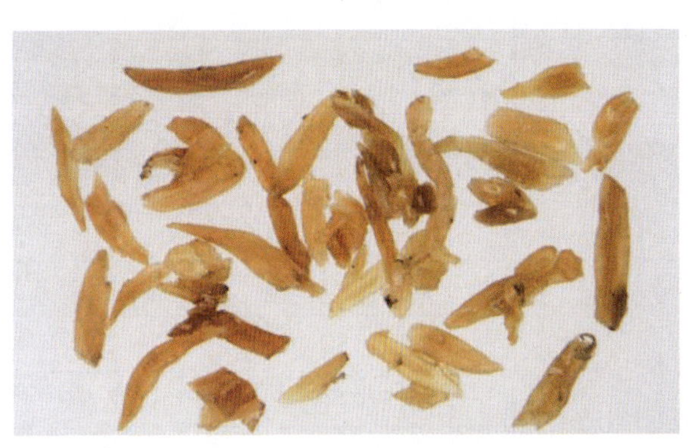

2. 请将含有中药名的卡片和桌面上的20味药用部位相同、性状相似的中药饮片进行配对摆放。

3. 请小组合作查阅《常见处方饮片调剂信息页》中第四章第1节“除加减保和丸处方以外的63味并开药中药饮片的性状鉴别”（第81页），每组小组长先从63味并开药中药饮片中找出5味入药部位一致、断面颜色相近的中药饮片，然后交给其他小组成员进行识别，每位同学识别出相关中药饮片后填写在下方。

---

4. 请根据要求识别本学习任务中的70味中药饮片。10味中药饮片为一组，每20分钟轮换一组（每组7人）。将识别出的中药饮片正名填写在表3-4-2中。

表3-4-2 中药饮片识别记录表

第一组	中药饮片1	中药饮片2	中药饮片3	中药饮片4	中药饮片5
	中药饮片6	中药饮片7	中药饮片8	中药饮片9	中药饮片10
第二组	中药饮片11	中药饮片12	中药饮片13	中药饮片14	中药饮片15
	中药饮片16	中药饮片17	中药饮片18	中药饮片19	中药饮片20
第三组	中药饮片21	中药饮片22	中药饮片23	中药饮片24	中药饮片25
	中药饮片26	中药饮片27	中药饮片28	中药饮片29	中药饮片30
第四组	中药饮片31	中药饮片32	中药饮片33	中药饮片34	中药饮片35
	中药饮片36	中药饮片37	中药饮片38	中药饮片39	中药饮片40
第五组	中药饮片41	中药饮片42	中药饮片43	中药饮片44	中药饮片45
	中药饮片46	中药饮片47	中药饮片48	中药饮片49	中药饮片50
第六组	中药饮片51	中药饮片52	中药饮片53	中药饮片54	中药饮片55
	中药饮片56	中药饮片57	中药饮片58	中药饮片59	中药饮片60
第七组	中药饮片61	中药饮片62	中药饮片63	中药饮片64	中药饮片65
	中药饮片66	中药饮片67	中药饮片68	中药饮片69	中药饮片70

5. 请将上文记录表中的答案和教师提供的答案进行核对，将错误的部分进行标注，并通过核对《常见处方饮片调剂信息页》中相关中药饮片的性状特征描述，小组讨论该中药饮片的鉴别要点，并将鉴别要点总结记录在下方。

____

____

____

____

____

6. 请从教师处随机抽选一份混合中药包，并挑出加减保和丸处方组成之外的 5 味易混淆中药饮片，识别性状后将中药饮片正名填写在表 3–4–3 中，完成考核项目“处方饮片及其他中药饮片的混挑”。互评人为其他小组组长，考核评分表见表 3–4–4。

表 3–4–3　处方饮片及其他中药饮片的混挑答题卡

混合中药包号码组号	混淆中药 1	混淆中药 2	混淆中药 3	混淆中药 4	混淆中药 5

表 3–4–4　“处方饮片及其他中药饮片的混挑”考核评分表

评价项目	评价标准	分值	互评（100%）
饮片识别	正确识别混淆中药 1	4	
	正确识别混淆中药 2	4	
	正确识别混淆中药 3	4	
	正确识别混淆中药 4	4	
	正确识别混淆中药 5	4	
（共 20 分）合计得分			
互评人签名：			

学习步骤二　复核加减保和丸处方饮片

学生活动（一）　分析总结中药饮片常见的变异现象及典型品种

引导问题：中药饮片易受到外界环境影响而发生变异现象，变异后会直接影响到中药饮片的质量，请根据提示回答以下问题。

1. 请查阅《常见处方饮片调剂信息页》第四章第 2 节“对所调配中药饮片的质量复核”（第 189 页），根据常见的变异现象描述，分拣出教师提供的中药饮片实物（每种中药饮片都包含几个变异个体）中变异的个体，并填写表 3–4–5 中药饮片变异情况记录单。

表 3-4-5　　中药饮片变异情况记录单

—	中药饮片 1	中药饮片 2	中药饮片 3	中药饮片 4	中药饮片 5
变异现象					
—	中药饮片 6	中药饮片 7	中药饮片 8	中药饮片 9	中药饮片 10
变异现象					

2. 请查阅《常见处方饮片调剂信息页》第四章第 2 节“对所调配中药饮片的质量复核”（第 189 页），写出 10 种容易泛油的中药饮片。

____

____

____

学生活动（二） 复核所调配的药味、剂量和质量并考核

引导问题：中药调剂员需要协助执业药师复核加减保和丸处方饮片的药味、剂量和质量。请查阅《常见处方饮片调剂信息页》第四章第 2 节（第 188 页）“中药饮片调剂复核的内容和要求”，练习加减保和丸处方复核操作，并完成考核。

1. 请回忆中药饮片的复核操作，完成加减保和丸处方饮片的复核，填写表 3-4-6 加减保和丸处方饮片复核记录，并在处方复核栏中签字。

表 3-4-6　　加减保和丸处方饮片复核记录表

<table>
<tr><td rowspan="2">药味复核</td><td colspan="4">结果是否正确</td><td colspan="4">结果有误的写出具体错误内容</td></tr>
<tr><td colspan="4"></td><td colspan="4"></td></tr>
<tr><td>质量复核</td><td colspan="4"></td><td colspan="4"></td></tr>
<tr><td rowspan="5">剂量复核</td><td>处方单剂量</td><td colspan="7"></td></tr>
<tr><td>处方总剂量</td><td colspan="7"></td></tr>
<tr><td>剂数 / 实际单剂量</td><td>①</td><td>②</td><td>③</td><td>④</td><td>⑤</td><td>⑥</td><td>⑦</td></tr>
<tr><td>实际总剂量</td><td colspan="7"></td></tr>
<tr><td>单剂量最大误差率</td><td></td><td>是否符合要求（±3%）</td><td></td><td>总剂量误差率</td><td></td><td>是否符合要求（±3%）</td><td></td></tr>
<tr><td>备注</td><td colspan="8"></td></tr>
</table>

2. 请对准备好的 3 剂调配完成的中药饮片进行复核，完成考核项目“中药饮片的复核”。互评人为其他小组组长，互评人对复核人的复核记录进行评价，考核评分表见表 3-4-7。

表 3-4-7　“中药饮片的复核”考核评分表

评价项目	评价标准	分值	互评（100%）
药味复核	对所有中药饮片的药味数量进行复核	4	
质量复核	对所有中药饮片的质量进行复核	4	
剂量复核	单剂量最大误差率以 ±3% 为准，正确计算误差率	4	
	总剂量误差率以 ±3% 为准，正确计算误差率	4	
（共 16 分）合计得分			
互评人签名：			

学生活动（三）　观看视频，反思质量为本意识的重要性

引导问题：请查阅《常见处方饮片调剂信息页》第七章第 2 节“质量为本意识”（第 220 页），观看新闻报道《中医药振兴发展重大工程实施方案印发推动中药产业高质量发展》，并探讨中药质量对中药产业发展的重要性，将讨论的主要观点记录在下方的空格中。

言之合理即可。

学习环节五　加减保和丸处方饮片的包装与发药

学习目标

1. 能在教师指导下，完成加减保和丸处方饮片的包装（双纸包法），做到包装美观牢固。
2. 能独立完成加减保和丸处方的发药交代，做到发药交代准确无误，具备良好的理解与表达能力。

建议学时

2 学时

学习要求

序号	学习步骤	学习内容	学时	备注
1	包装加减保和丸处方饮片（双纸包法）与发药	1. 双纸包法的适用范围 2. 双纸包的操作方法	2 学时	

本环节学习流程

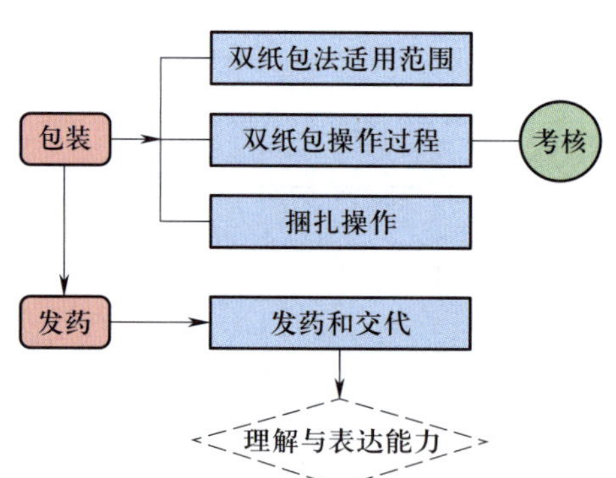

学习步骤　包装加减保和丸处方饮片（双纸包法）与发药

学生活动（一）　明确双纸包法的适用范围

引导问题 1：请查阅《常见处方饮片调剂信息页》第五章第 1 节“双纸包法的适用范围”（第 192 页），梳理出双纸包法的适用范围，并完成以下填空题。

采用双纸包法包出的中药包牢固、美观，特别适用于__________________或__________________的中药饮片。

引导问题 2：请查阅《常见处方饮片调剂信息页》第五章第 1 节“双纸包法的适用范围”（第 192 页），比较双纸包法和前序任务所学的梯形包法的不同，并将对比结果记录在表 3–5–1 中。

表 3–5–1　　双纸包法和梯形包法特色对比表

项目	双纸包法	梯形包法
牢固度		
成本		

学生活动（二）　演练双纸包的操作过程并考核

引导问题 1：请观看《常见处方饮片调剂信息页》第五章第 1 节“视频 5–1–2 双纸包连续操作过程”（第 193 页），演练双纸包的操作过程。组内评比选出最符合包装要求的中药包，上交组间评比，评选出最优中药包。

引导问题 2：挑选出几个不规范中药包，小组讨论不规范中药包出现的问题及包装过程中遇到的问题，针对问题练习并改进，完成加减保和丸处方饮片的包装。

引导问题 3：每组安排 4 ～ 6 名学生。请在 3 分钟以内运用双纸包法包装 7 个中药包，完成考核项目“中药包的双纸包法”。互评人为同组学生，考核评分表见表 3–5–2。

表 3–5–2　　“中药包的双纸包法”考核评分表

评价项目	评价标准	分值	自评（50%）	互评（50%）
牢固度	中药包经掂量不散包	2		
	中药包无破损、漏药	2		
美观度	包形美观	2		
时间	3 分钟以内得 2 分，超出不得分	2		
小计		8		
（共 8 分）合计得分				
自评人签名：			互评人签名：	

学生活动（三）　演练中药包的捆扎操作

引导问题：请回忆中药包的捆扎方法，演练捆扎中药包，完成 7 包药的捆扎，并将操作过程拍摄视频上交。

学生活动（四） 完成加减保和丸的发药和交代

引导问题：请回忆学习任务一中所学的发药和交代步骤及相关要求，查阅《常见处方饮片调剂信息页》第七章第1节“理解与表达”（第213页），根据案例2理解发药交代案例后自行组织语言，小组成员互相扮演中药调剂员和顾客，演练加减保和丸的发药和交代过程。完成中药包的审核后，上传加减保和丸处方发药交代的视频。

学习环节六　满意度调查、清场与反思

学习目标

1. 能规范地将加减保和丸处方留存登记，符合《处方管理办法》规定，具备依法经营意识。
2. 能独立完成中药饮片调剂工作站的清场，确保场地符合“6S”标准，具备良好的劳动精神。

建议学时

3 学时

学习要求

序号	学习步骤	学习内容	学时	备注
1	调查顾客满意度和清场	依法经营意识	1 学时	
2	反思加减保和丸处方饮片调剂过程	1. 反思加减保和丸处方饮片调剂过程 2. 加减保和丸处方饮片调剂的技术要点	2 学时	

本环节学习流程

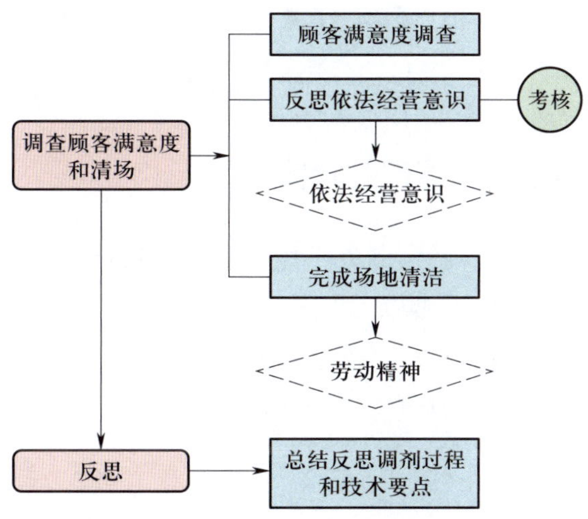

学习步骤一　调查顾客满意度和清场

学生活动（一）　完成加减保和丸处方调配的顾客满意度调查

引导问题：为了提高药学服务质量和水平，更好地服务顾客，请小组合作，模拟与顾客沟通，通过访谈方式完成本次服务的满意度调查，填写在图 3–6–1 顾客意见卡的括号中。

XXX 药店顾客意见卡

（ ）1. 您的性别　A. 男　B. 女

（ ）2. 您的年龄段：

A. 15~20 岁　B. 21~30 岁　C. 31~40 岁　D. 41~50 岁　E. 51 岁以上

（ ）3. 您经常去哪里买药　A. 药店　B. 诊所　C. 医院

（ ）4. 您对药店药品的价格是否满意　A. 满意　B. 不满意

（ ）5. 您对药店的环境是否满意　A. 满意　B. 不满意

（ ）6. 您买药时最注重的是什么 [多选题]

A. 药品价格

B. 药品种类是否丰富

C. 店员的服务态度

D. 药店的环境是否干净

E. 是否可以刷医保

（ ）7. 您对药店现在的经营服务水平看法如何

A. 很满意，购物方便，服务热情

B. 满意，购药之后还得到相关信息服务

C. 基本满意，但缺少相关咨询服务

D. 不满意，服务较差

（ ）8. 您对本药店中药饮片质量是否满意　A. 满意　B. 一般　B. 不满意

图 3–6–1　顾客意见卡

学生活动（二）　反思依法经营意识并考核

引导问题：依法经营意识是每一位药学服务工作人员必须具备的素质，在处方保存的过程中，需要根据法律法规，正确保存相关处方，根据提示回答以下问题。

1. 请查阅《常见处方饮片调剂信息页》第七章第 2 节“依法经营意识”（第 221 页），小组讨论后，每组选派 1 人说出案例中主人公没有依法经营造成的后果，并结合本任务，讨论处方留存工作应如何做到依法经营。

____

____

____

2. 请回忆《常见处方饮片调剂信息页》第六章第 2 节“普通中药处方的留存登记示例”（第 208 页），将加减保和丸处方正确留存，完成考核项目“处方的正确留存”。互评人为其他小组组长，考核评分表见表 3–6–1。

表 3-6-1　“处方的正确留存”考核评分表

评价项目	评价标准	分值	自评（50%）	互评（50%）
处方的正确留存	将加减保和丸处方放入正确类别的处方框中	3		
	能说出加减保和丸处方正确保存年限	3		
小计		6		
（共 6 分）合计得分				
自评人签名：			互评人签名：	

学生活动（三）　完成场地清洁

引导问题：工作场地的清洁不仅关系到顾客的健康和满意度，还直接影响企业的经济效益和形象。请查阅《常见处方饮片调剂信息页》第六章第 3 节“中药饮片调剂工作站清场要求”（第 209 页），小组合作完成场地清洁，符合“6S”标准，并填写表 3-6-2 清场记录表。

表 3-6-2　清场记录表

序号	清洁内容	完成情况
1	调剂台	
2	戥秤	
3	地面	
4	卫生工具	

学习步骤二　反思加减保和丸处方饮片调剂过程

学生活动　总结反思加减保和丸处方饮片调剂过程和技术要点

引导问题 1：请对照图 3-6-2 加减保和丸处方饮片调剂流程图，回忆自己在每个环节的操作表现并进行自我星级评定，再由组内星级评定，并将结果记录在表 3-6-3 中。

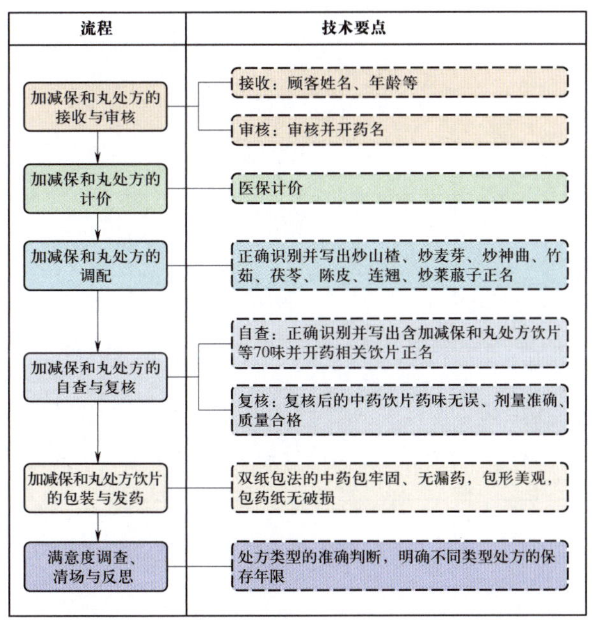

图 3-6-2　加减保和丸处方饮片调剂流程图

表 3-6-3 星级评定记录表

序号	学习环节	自我星级评定（1~3 星）	组内星级评定（1~3 星）
1	加减保和丸饮处方的接收与审核		
2	加减保和丸饮处方的计价		
3	加减保和丸饮处方的调配		
4	加减保和丸饮处方的自查与复核		
5	加减保和丸饮处方饮片的包装与发药		
6	满意度调查、清场与反思		

引导问题 2：请对照图 3-6-2 加减保和丸处方饮片调剂流程图，总结每个学习环节中的学习成果，思考不同环节之间学习成果的关联性，填到表 3-6-4 学习成果反思表中。

表 3-6-4 学习成果反思表

学习环节	学习成果	反思
加减保和丸饮处方的接收与审核		
加减保和丸饮处方的计价		
加减保和丸饮处方的调配		
加减保和丸饮处方的自查与复核		
加减保和丸饮处方饮片的包装与发药		
满意度调查、清场与反思		

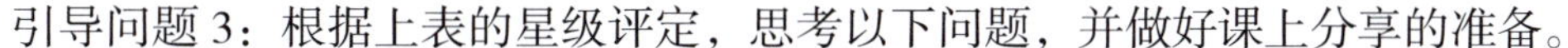

引导问题 3：根据上表的星级评定，思考以下问题，并做好课上分享的准备。

1. 你在哪些环节存在困惑或者有较大的问题？

____

2. 组内哪位同学在你遇到问题这个环节上表现得较好？你认为做得好的地方是什么？

____

3. 将你遇到的困惑或操作中出现的问题与组内同学进行探讨，看看是否有更好的解决办法。

____

引导问题 4：请根据教师出具的含并开药名的处方，完成一次处方的接收、审核、计价、调配、自查与复核、包装与发药、满意度调查与清场，并总结反思含并开药名类处方与其他处方的异同点。

____

学习任务四　加减桂枝汤处方饮片调剂

任务描述

任务情景：

某药店接到顾客自带的 7 剂加减桂枝汤处方（桂枝 9 g、芍药 9 g、国老 6 g、生姜 9 g、大枣 6 g），顾客要求调剂完中药饮片，回家自煎。该处方中含有国老属于别名药，要求中药调剂员明确别名药应付内容，在半天内完成该处方调剂工作。

学生从教师处接收加减桂枝汤处方，明确任务要求；查阅资料，明确常见中药别名药的应付及桂枝汤的处方组成及应用，在教师指导下审核处方中的别名药，审方无误后，对加减桂枝汤处方进行计价；在调配加减桂枝汤处方前，需先识别并准备好处方中的中药饮片，对加减桂枝汤处方进行中药饮片调配、自查，因该处方中含有别名药，调配时需注意别名药应付正确，交由教师进行药味复核、质量复核、剂量复核（误差 ±1%）；复核无误后学生采用梯形包法对中药饮片进行包装，向教师或学生进行发药交代（注意自备药的处理）；发放意见卡片调查教师或学生的满意度，引导教师或学生加入会员群；将加减桂枝汤处方留存备查。

加减桂枝汤处方调剂需严格执行《中华人民共和国中医药法》《中华人民共和国药品管理法》等法律法规，遵守《中华人民共和国药典》（现行版）、《药品经营质量管理规范》《药品经营质量管理规范实施细则》《处方管理办法》等相关规定，熟知中药处方应付常规、中药饮片调剂操作规程、中药煎煮和服用方法及全国医药行业特有职业技能竞赛中药调剂员工种中药处方调配评分表等相关规定。

任务要求：

1. 处方中别名药应付正确。
2. 剂量准确率在 ±1%。
3. 自备药煎煮方法、服药方法交代清楚。
4. 对顾客服务周到，令顾客满意。

任务资料：

加减桂枝汤处方

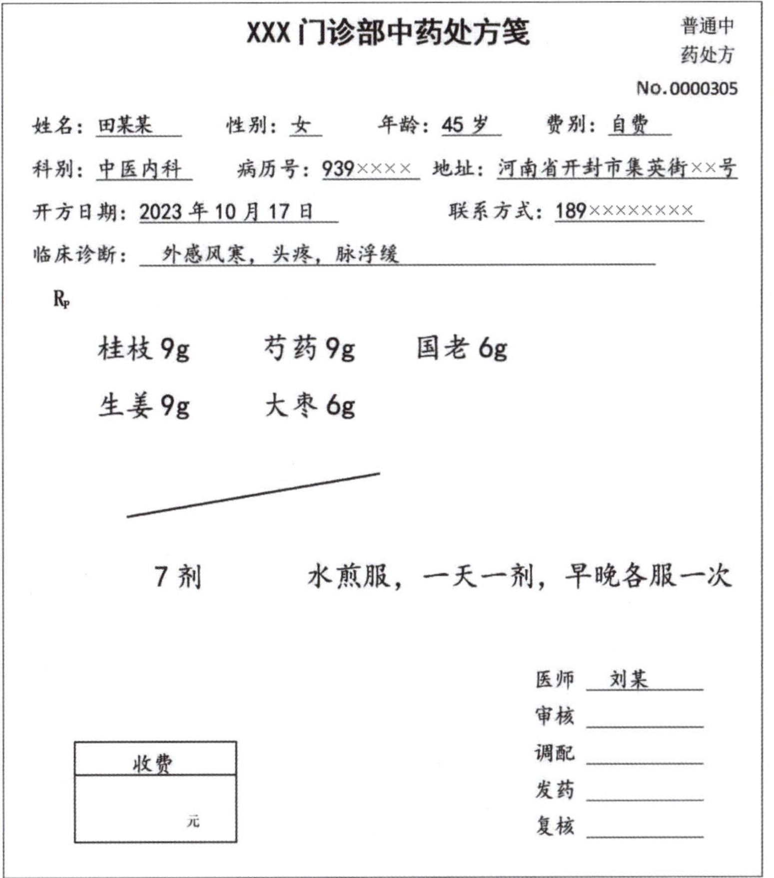

XXX门诊部中药处方笺

普通中药处方

No.0000305

姓名：田某某　性别：女　年龄：45岁　费别：自费

科别：中医内科　病历号：939××××　地址：河南省开封市集英街××号

开方日期：2023年10月17日　联系方式：189××××××××

临床诊断：外感风寒，头疼，脉浮缓

Rp

桂枝9g　芍药9g　国老6g

生姜9g　大枣6g

7剂　水煎服，一天一剂，早晚各服一次

医师　刘某

审核

调配

发药

复核

收费

元

学习路径

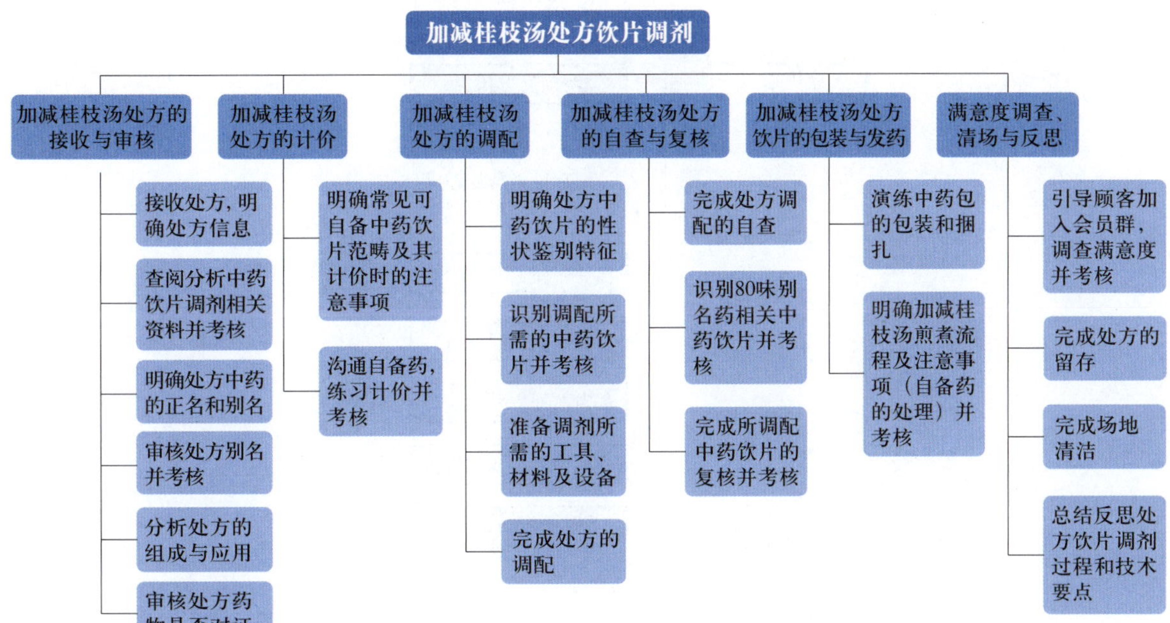

学习环节一　加减桂枝汤处方的接收与审核

学习目标

1. 能在教师指导下，正确查阅资料，明确中药饮片调剂操作标准，具备信息检索与处理能力。
2. 能在教师指导下，完成加减桂枝汤处方的审核，明确处方别名药应付和处方药物对证。

建议学时

6 学时

学习要求

序号	学习步骤	学习内容	学时	备注
1	接收加减桂枝汤处方	1. 文献查阅法 2.《中华人民共和国药品管理法》《中华人民共和国药典》(现行版)、《处方管理办法》等法律法规 3. 信息检索与处理能力	2 学时	
2	审核加减桂枝汤处方	1. 正名和常见别名应付 2. 处方别名的审核 3. 加减桂枝汤处方的组成与应用 4. 加减桂枝汤处方药物是否对证	4 学时	

本环节学习流程

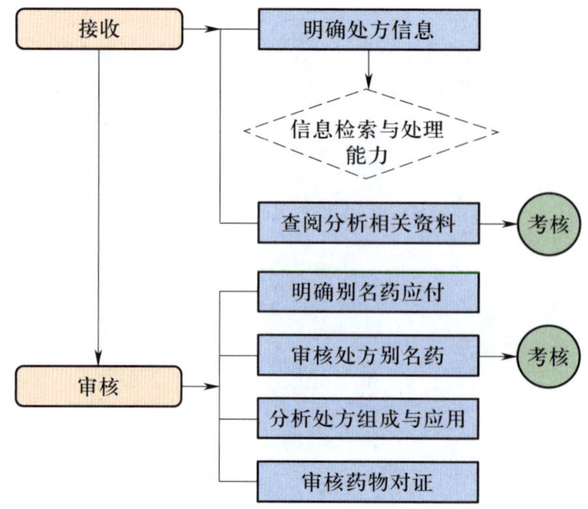

学习步骤一　接收加减桂枝汤处方

学习活动（一）　接收处方，明确处方信息

引导问题 1：中药调剂员在工作中遇到难题时，需要具备信息检索能力，通过检索以获取相应的信息，找到解决方法。请查阅《常见处方饮片调剂信息页》第七章第 1 节“信息检索与处理”（第 210 页），明确信息检索的方法。

1. 根据《常见处方饮片调剂信息页》第七章第 1 节“信息检索与处理”（第 210 页），回答以下问题：

（1）信息检索的类型，按存储与检索对象划分可分为（　　　　）。

A. 文献检索　　B. 数据检索　　C. 事实检索　　D. 计算机检索

（2）文献查阅常用的信息检索途径有（　　　　）。

A. 百度文库　　B. CNKI 系列数据库

C. 万方数据库　　D.《中华人民共和国药典》

2. 采用不同的检索途径，检索下列内容：

（1）请使用搜索引擎，检索国老的正名是什么？________

（2）请使用《中华人民共和国药典》，检索甘草的功能及注意事项：

____

____

（3）请使用 CNKI 系列数据库，检索关键词“中药饮片正名与别名”，找出 2～3 条关键信息填在下列横线上：

____

____

引导问题 2：你是药店的一名中药调剂员，现有一位顾客自带处方来买中药饮片。请查阅《常见处方饮片调剂信息页》第一章第 2 节“处方审核的要点”（第 4 页），明确加减桂枝汤处方基本信息，判断其是否符合规范。

1. 结合《常见处方饮片调剂工作页》学习任务四“任务资料”中的加减桂枝汤处方，根据《中华人民共和国药品管理法》《中华人民共和国药典》（现行版）、《处方管理办法》等法律法规，回答以下问题：

（1）该处方的颜色是____，属于________。

（2）该处方的前记是否完整？□是　□否。你判断的依据是什么？

____

（3）该处方的正文包括哪些内容？

____

（4）该处方的后记是否完整？□是　□否。你判断的依据是什么？

____

（5）该处方是否在有效期内？□是　□否。你判断的依据是什么？

____

（6）该处方中的中药饮片剂量是否符合规范？□是　□否。你判断的依据是什么？

____

（7）该处方是否合法？□是　□否。你判断的依据是什么？

____

学生活动（二） 查阅分析中药处方饮片调剂相关资料并考核

引导问题：请查阅《常见处方饮片调剂信息页》第七章第 1 节“中药处方饮片调剂流程及思维导图”（第 211 页），结合中药处方饮片调剂流程，画出中药处方饮片调剂思维导图，并小组分享展示。

1. 以小组为单位，梳理中药调剂操作流程，总结调配环节的操作要点和要求，根据梳理总结的内容画出中药处方饮片调剂的思维导图。

2. 以小组为单位，小组分享展示所绘制的思维导图，组间互评，填写考核评分表，完成考核项目“中药处方饮片调剂流程思维导图的绘制”，成绩为各组互评的平均分，考核评分表见表 4–1–1。

表 4–1–1　“中药处方饮片调剂流程思维导图的绘制”考核评分表

评价项目	评分标准	分值	互评（100%）
中药处方饮片调剂流程思维导图	正确使用工具进行信息检索，并将检索内容进行梳理归纳	4	
	调剂流程完整准确，少一步或错一步扣 1 分，扣完为止	6	
	调配环节相关要求明确，少一点扣 1 分，扣完为止	5	
（共 15 分）合计得分			
互评人签名：			

学习步骤二　审核加减桂枝汤处方

学生活动（一） 明确处方中药的正名和别名

引导问题：中药调剂员在接收处方后，需由执业药师对处方的别名药应付进行审核，请根据提示回答以下问题。

1. 以小组为单位，请查阅《常见处方饮片调剂信息页》第一章第 2 节“表 1–2–1 常见处方正名和别名应付表”（第 8 页），互相举例说明常见中药对应的别名，识记别名应付知识，完成处方正名和别名的练习。

二花应付______，大力子应付______，坤草应付______，大腹子应付______，元参应付______，将军应付______，元胡应付______。

2. 请将下列别名与其正名进行连线。

大贝	大黄
锦纹	荆芥
木笔花	浙贝母
黄花地丁	辛夷
假苏	蒲公英

学生活动（二） 审核处方别名并考核

引导问题 1：中药调剂员应具备处方审核的能力，请回忆处方审核的要点，审核《常见处方饮片调剂工作页》学习任务四“任务资料”中的加减桂枝汤处方，圈出处方中的别名，并写出正名。

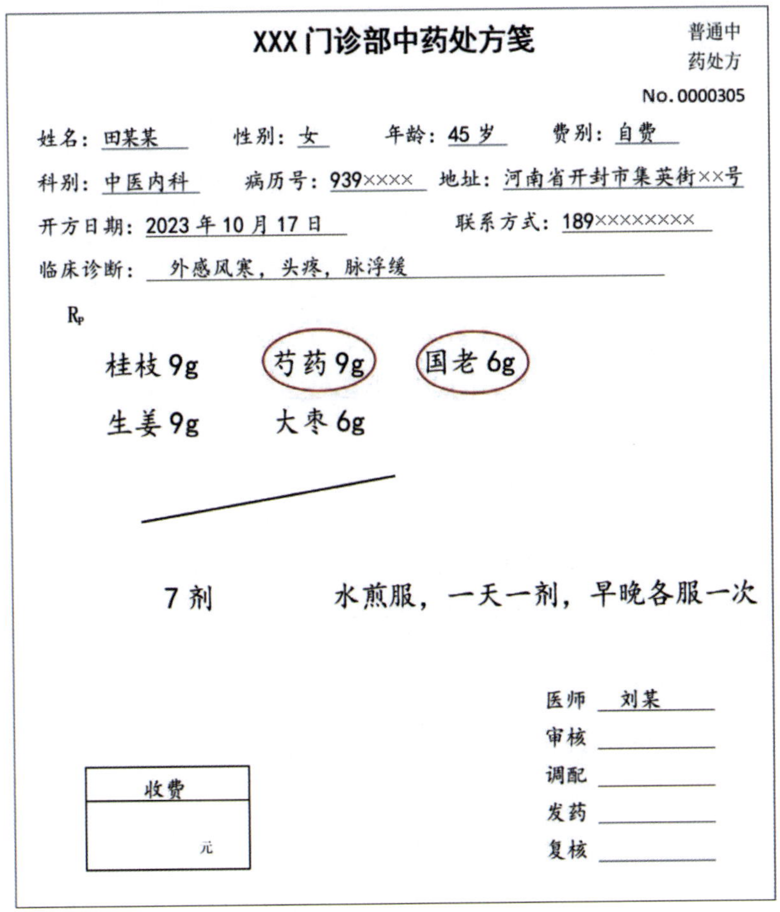
XXX 门诊部中药处方笺

普通中药处方

No.0000305

姓名：田某某　性别：女　年龄：45 岁　费别：自费

科别：中医内科　病历号：939××××　地址：河南省开封市集英街××号

开方日期：2023 年 10 月 17 日　联系方式：189××××××××

临床诊断：外感风寒，头疼，脉浮缓

Rp

桂枝 9g　芍药 9g　国老 6g

生姜 9g　大枣 6g

7 剂　水煎服，一天一剂，早晚各服一次

医师 刘某

审核

调配

发药

复核

收费

元

图 4-1-1　处方素材 1

____

引导问题 2：独立审核下列 3 张处方（分别见图 4-1-2、图 4-1-3、图 4-1-4），准确填写处方审核答题卡（见表 4-1-2），在 10 分钟内完成考核项目“含别名中药处方的审核”。组长为互评人，考核评分表见表 4-1-3。

XXX门诊部中药处方笺

普通中药处方

No.0000305

姓名：赵某　性别：女　年龄：32岁　费别：自费

科别：中医内科　病历号：939××××　地址：河南省开封市集英街××号

开方日期：2023年10月17日　联系方式：189××××××××

临床诊断：便秘

Rp

麻子仁10g　白芍10g　炒枳实10g　锦纹12g

厚朴10g　苦杏仁5g　草决明8g　地黄10g

3剂　水煎服，一天一剂，早晚各服一次

医师　刘某

审核

调配

发药

复核

收费

元

图4-1-2　含别名药的处方素材1

XXX门诊部中药处方笺

普通中药处方

No.0000306

姓名：王某某　性别：男　年龄：40岁　费别：医保

科别：中医内科　病历号：939××××　地址：河南省开封市集英街××号

开方日期：2023年10月17日　联系方式：189××××××××

临床诊断：胃火上炎

Rp

栀子10g　二花7g　芒硝10g　连翘5g

片芩10g　味连10g　国老5g

5剂　水煎服，一天一剂，早晚各服一次

医师　刘某

审核

调配

发药

复核

收费

元

图4-1-3　含别名药的处方素材2

XXX 门诊部中药处方笺

普通中药处方
No.0000307

姓名：王某　性别：女　年龄：40 岁　费别：医保

科别：中医内科　病历号：939××××　地址：河南省开封市集英街××号

开方日期：2023 年 10 月 17 日　联系方式：189××××××××

临床诊断：咳嗽，外寒内热

Rp

焦山楂 12g　木笔花 9g　白芷 9g　桔梗 9g

全瓜蒌 12g　炒鸡内金 9g　浙贝母 9g　蝉衣 9g

婆婆丁 12g　甘草 3g

5 剂　水煎服，一天一剂，早晚各服一次

收费　　元

医师　刘某
审核
调配
发药
复核

图 4–1–4　含别名药的处方素材 3

表 4–1–2　中药处方审核答题卡

题号	审核结果
含别名药的处方素材 1	
含别名药的处方素材 2	
含别名药的处方素材 3	

表 4–1–3　“含别名药处方的审核”考核评分表

评价项目	评价标准	分值	互评（100%）
别名药审核	找出处方中的别名药，错一项扣 0.5 分，扣完为止	5	
	写出别名药应付，错一项扣 1 分，扣完为止	10	
（共 15 分）合计得分			
互评人签名：			

学生活动（三）　分析加减桂枝汤处方的组成与应用

引导问题：中药调剂员在接收处方后，需由执业药师对处方辨证等进行审核，执业药师需明确常见处方的组成及应用。请查阅《常见处方饮片调剂信息页》第一章第 2 节“加减桂枝汤处方的组成与应用”（第 13 页），梳理加减桂枝汤的君臣佐使和主治，根据提示完成以下问题。

1. 在加减桂枝汤处方中，君药是____，臣药是____，佐药是____、____、____，使药是____。

2. 请判断加减桂枝汤处方的适应症状有哪些，完成以下判断题。

（ ）（1）外感风寒表虚证。

（ ）（2）外感风热表实证。

（ ）（3）头痛发热。

（ ）（4）汗出恶风。

（ ）（5）苔黄口渴。

（ ）（6）脉浮数。

学生活动（四） 审核加减桂枝汤处方中的药物组成是否对证

引导问题 1：中药调剂员在接收处方后，需由执业药师对处方用药是否合理等内容进行审核。请查阅《常见处方饮片调剂信息页》第一章第 2 节“加减桂枝汤处方的组成与应用”（第 13 页），明确加减桂枝汤处方组成药物的药性功能，完成以下判断题。

（ ）1. 桂枝：辛、甘，温。发汗解肌，温通经脉。用于风热感冒。

（ ）2. 白芍：苦、酸，微寒。养血调经。用于血虚萎黄，月经不调。

（ ）3. 生姜：辛，微温。解表散寒，温中止呕。被称为“呕家圣药”。

（ ）4. 大枣：甘，温。补中益气，养血安神。脾胃虚弱者不宜使用。

（ ）5. 甘草：甘，平。补脾益气，祛痰止咳，调和诸药。用于脾胃虚弱，心悸气短，咳嗽痰多等症。

引导问题 2：请根据《常见处方饮片调剂信息页》第一章第 2 节“加减桂枝汤处方的组成与应用”（第 13 页），审核案例处方中的药物是否对证，写出依据，并在相应位置签名。

____

学习环节二　加减桂枝汤处方的计价

学习目标

能在教师指导下，与模拟顾客进行有效沟通，对含有生姜、大枣等家用常见可自备中药饮片的处方进行计价，做到计价准确，具备良好的交往与合作能力。

建议学时

2 学时

学习要求

序号	学习步骤	学习内容	学时	备注
1	计价加减桂枝汤处方	1. 生姜、大枣等常见可自备中药饮片范畴 2. 工作现场沟通法（中药饮片自备情况等） 3. 良好的交往与合作能力	2 学时	

本环节学习流程

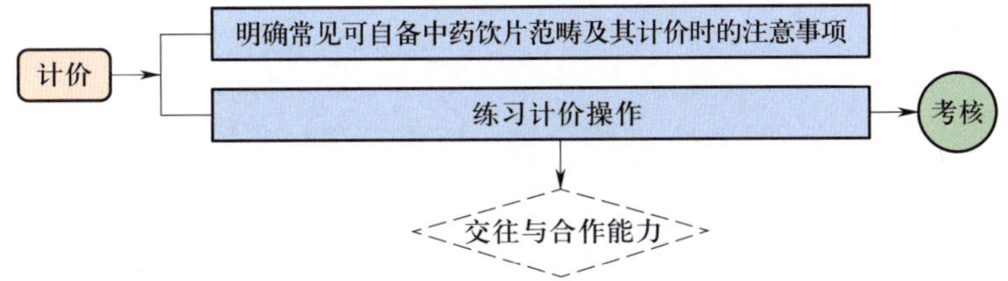

学习步骤　计价加减桂枝汤处方

学生活动（一）　明确常见可自备中药饮片范畴及其计价时的注意事项

引导问题：中药调剂员在计价过程中，会遇到处方中存在常见可自备中药饮片，计价时需与顾客现场沟通，明确顾客的需求。

1. 请查阅《常见处方饮片调剂信息页》第二章第 1 节“计价注意事项”（第 18 页），明确自备药的品种，将《常见处方饮片调剂工作页》学习任务四“任务资料”中的加减桂枝汤处方中可自备的中药饮片写在下方空格处。

____

2. 可自备中药饮片在计价时的注意事项有哪些？（请用自己的语言描述）

学生活动（二） 沟通自备药，练习计价并考核

引导问题 1：含自备药处方在计价时，与顾客现场沟通很重要。请结合《常见处方饮片调剂信息页》第七章第 1 节“交往与合作案例”（第 213 页），以小组为单位，抽选含自备中药饮片的处方（分别见图 4-2-1、图 4-2-2、图 4-2-3）和本学习任务中的加减桂枝汤处方，先明确处方中的自备药应付，再参考表 4-2-1“中药饮片零售价格参考表”，采用传统计价，写出处方的计价过程，后用计算器算出处方价格，将加减桂枝汤处方计价完成的处方贴在下方。

XXX 门诊部中药处方笺　　普通中药处方

No.0000305

姓名：王某　性别：男　年龄：45 岁　费别：自费

科别：中医内科　病历号：939××××　地址：河南省开封市集英街××号

开方日期：2023 年 10 月 17 日　联系方式：189××××××××

临床诊断：腰膝酸软　眩晕耳鸣

Rp

熟地黄 24g　山药 12g　酒萸肉 12g　茯苓 9g

泽泻 9g　牡丹皮 9g　枸杞子 6g　菊花 6g

7 剂　水煎服，一天一剂，早晚各服一次

医生 刘某

审核

调配

发药

复核

收费

元

图 4-2-1 处方计价素材 1

XXX 门诊部中药处方笺　　普通中药处方

No.0000311

姓名：王某　性别：女　年龄：45 岁　费别：自费

科别：中医内科　病历号：939××××　地址：河南省开封市集英街××号

开方日期：2023 年 10 月 17 日　联系方式：189××××××××

临床诊断：气虚　咳嗽

Rp

西洋参 9g　白术 12g　甘草 12g

生地黄 18g　麦冬 18g　牡丹皮 9g

7 剂　水煎服，一天一剂，早晚各服一次

医生　刘某

审核

调配

发药

复核

收费

元

图 4–2–2　处方计价素材 2

XXX 门诊部中药处方笺　　普通中药处方

No.0000312

姓名：王某　性别：女　年龄：36 岁　费别：医保

科别：中医内科　病历号：939××××　地址：河南省开封市集英街××号

开方日期：2023 年 10 月 17 日　联系方式：189××××××××

临床诊断：气血双虚

Rp

阿胶 5g　白芍 12g　当归 12g

党参 9g　麦冬 18g　甘草 5g

7 剂　水煎服，一天一剂，早晚各服一次

医生　刘某

审核

调配

发药

复核

收费

元

图 4–2–3　处方计价素材 3

表 4-2-1 中药饮片零售价格参考表

序号	中药饮片名称	价格（元/g）
1	熟地黄	0.10
2	山茱萸（酒）	0.15
3	山药	0.10
4	牡丹皮	0.30
5	泽泻	0.08
6	茯苓	0.10
7	枸杞子	0.08
8	菊花	0.14
9	西洋参	0.85
10	白术	0.22
11	甘草	0.06
12	地黄（生）	0.04
13	麦冬	0.26
14	阿胶	0.85
15	白芍	0.13
16	当归	0.28
17	党参	0.30
18	桂枝	0.02
19	生姜	0.02
20	大枣	0.03

引导问题 2：以小组为单位，角色扮演完成考核项目“加减桂枝汤处方计价”。互评人为小组组长，考核评分表见表 4–2–2。

表 4–2–2　“加减桂枝汤处方计价”考核评分表

评价项目	评分标准	分值	互评（100%）
加减桂枝汤处方的计价	正确开启计算机收银系统	1	
	根据顾客自备情况正确录入待计价的药味	1	
	正确录入药味剂量	1	
	确认医保结算的信息	1	
	条理清晰地与顾客沟通中药饮片自备情况	2	
	与同组中药调剂员准确交代患者自备诉求，确认调剂信息	2	
	收银并打印处方票据	1	
	接处方和收银票据	1	
（共 10 分）合计得分			
互评人签名：			

学习环节三　加减桂枝汤处方的调配

学习目标

能在教师指导下，准备调配加减桂枝汤处方所需要的材料、工具与设备，确保处方所涉中药饮片药味正确。

建议学时

3 学时

学习要求

序号	学习步骤	学习内容	学时	备注
1	准备调配前工具、设备、材料，识别中药饮片并调配加减桂枝汤处方	1. 桂枝、白芍、甘草的性状鉴别特征 2. 桂枝、白芍、甘草的识别	3 学时	

本环节学习流程

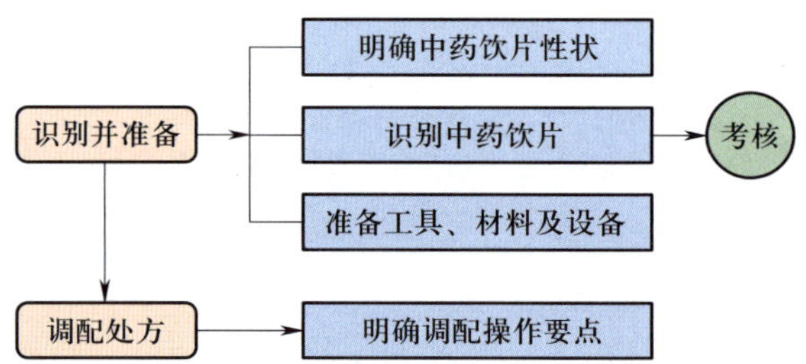

学习步骤　准备调配前工具、设备、材料，识别中药饮片并调配加减桂枝汤处方

学生活动（一）　明确加减桂枝汤处方饮片的性状鉴别特征

引导问题：中药调剂员在调配之前，需了解所调配中药饮片的鉴别特征，请查阅《常见处方饮片调剂信息页》第三章第 2 节中“加减桂枝汤处方饮片的性状鉴别”（第 41 页），找出处方所涉中药饮片的鉴别特征，识别表 4–3–1 中的中药饮片，完成中药饮片形状和颜色的信息填写。

表 4-3-1　　加减桂枝汤处方饮片识别表

中药饮片图片	药名	形状、颜色
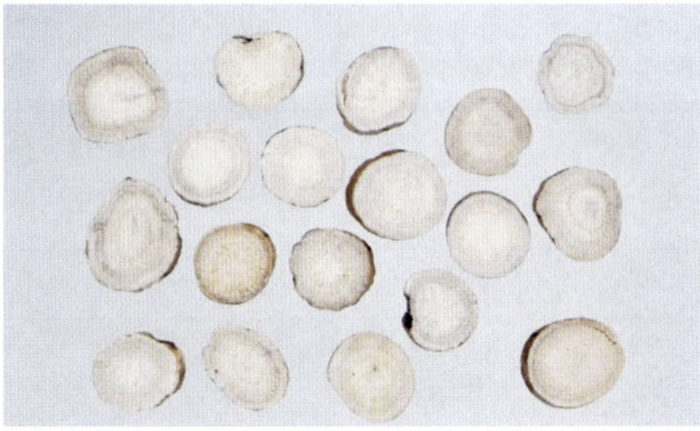		
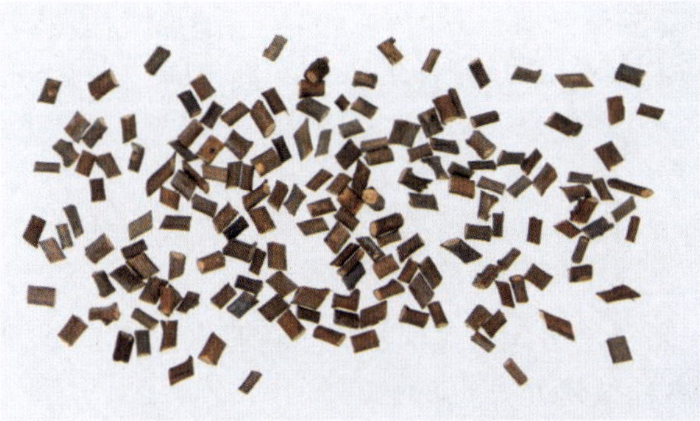		
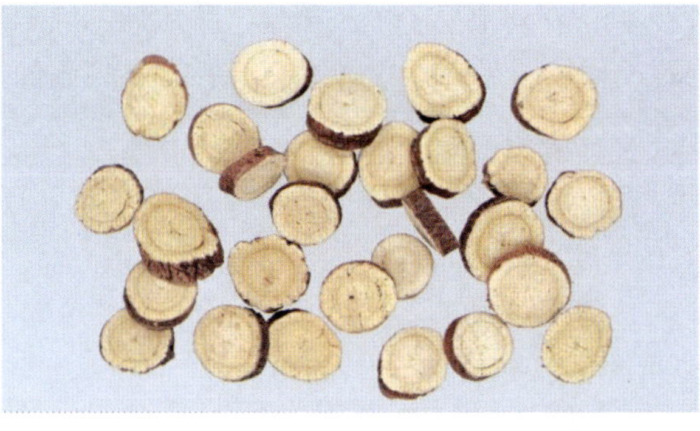		

学生活动（二） 识别调配所需的中药饮片并考核

引导问题：中药调剂员在调配之前，需准确识别所调配的中药饮片。请以独立工作形式完成，在1分钟内，从10个不贴标签的药斗中，正确找出桂枝、白芍、国老三味中药饮片，并说出其正名，完成考核项目“处方中所涉中药饮片识别”。互评人为小组组长，考核评分表见表4-3-2。

表4-3-2 “处方中所涉中药饮片识别”考核评分表

评价项目	评分标准	分值	互评（100%）
处方中所涉中药饮片识别	正确找出桂枝并说出其正名	2	
	正确找出白芍并说出其正名	2	
	正确找出国老并说出其正名	2	
（共6分）合计得分			
互评人签名：			

学生活动（三） 准备调配所需的工具、材料及设备

引导问题：回忆处方调配所需要的工具、材料及设备，根据处方内容，准备调配加减桂枝汤处方所需要的工具、材料及设备。以小组为单位，开展小组PK，比赛哪一组准备的工具、材料又快又全。

学生活动（四） 完成加减桂枝汤处方的调配

引导问题1：请观看《常见处方饮片调剂信息页》第三章第3节“视频3-3-4 加减桂枝汤处方的调配”（第48页），按照常见处方的调配流程，完成加减桂枝汤处方的调配。

1. 以小组为单位，拍摄调配的过程，课后制作视频提交；要求视频画面清晰，镜头稳定，无杂音（可配轻音乐），有字幕说明。
2. 以小组为单位，讨论组内成员在调配过程中出现的问题并说出解决办法。

引导问题2：作为中药调剂员，应熟练调配加减桂枝汤处方，请以小组为单位，轮流调配以下含别名药处方（分别见图4-3-1、图4-3-2），拍摄调配的过程，课后制作视频提交；要求视频画面清晰，镜头稳定，无杂音（可配轻音乐），有字幕说明。

XXX 门诊部中药处方笺

普通中药处方

No.0000313

姓名：王某　性别：男　年龄：50 岁　费别：自费

科别：中医内科　病历号：939××××　地址：河南省开封市集英街××号

开方日期：2023 年 10 月 17 日　联系方式：189××××××××

临床诊断：发热头痛，咳嗽口干

Rp

二花 12g　连翘 12g　屏风 9g

荆芥 9g　淡竹叶 6g　甘草 5g

7 剂　水煎服，一天一剂，早晚各服一次

医师　刘某

审核　李某

调配

发药

复核

收费：赵某

58.5 元

图 4-3-1　调配别名处方素材 1

XXX 门诊部中药处方笺

普通中药处方

No.0000314

姓名：王某　性别：男　年龄：55 岁　费别：自费

科别：中医内科　病历号：939××××　地址：河南省开封市集英街××号

开方日期：2023 年 10 月 17 日　联系方式：189××××××××

临床诊断：风湿痹痛

Rp

怀牛膝 12g　红藤 10g　防风 10g

桂枝 7g　独活 9g　云苓 9g

7 剂　水煎服，一天一剂，早晚各服一次

医师　刘某

审核　李某

调配

发药

复核

收费：赵某

65.5 元

图 4-3-2　调配别名处方素材 2

学习环节四　加减桂枝汤处方的自查与复核

学习目标

1. 能在教师指导下，对调配后的中药饮片进行逐味自查，对含加减桂枝汤处方等 80 味别名药相关中药饮片进行识别，确保药味正确无误。

2. 能在教师指导下，对所调配的中药饮片进行药味复核、质量复核、剂量复核，确保所调配的中药饮片品种正确、质量合格，7 剂总量误差率及单剂剂量误差率控制在 ±1%，具备工匠精神。

建议学时

9 学时

学习要求

序号	学习步骤	学习内容	学时	备注
1	自查加减桂枝汤处方饮片	1. 除桂枝、白芍、甘草以外的 77 味别名药中药饮片的性状鉴别特征 2. 桂枝、白芍、甘草等 80 味中药饮片的识别	7 学时	
2	复核加减桂枝汤处方饮片	1. 复核所调配中药饮片的药味、质量、剂量（误差 ±1%） 2. 工匠精神	2 学时	

本环节学习流程

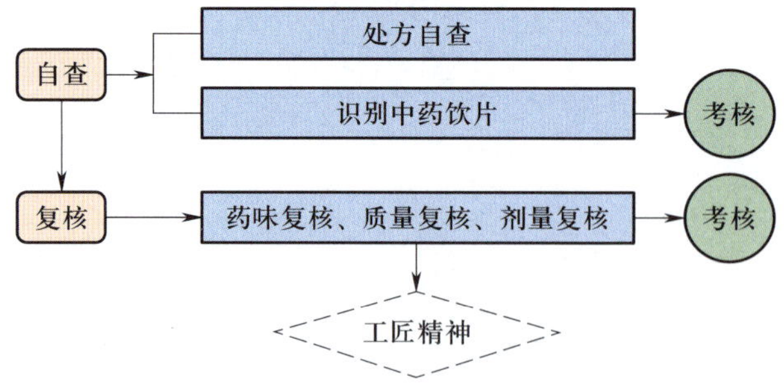

学习步骤一　自查加减桂枝汤处方饮片

学生活动（一）完成加减桂枝汤处方调配的自查

引导问题：中药调剂员调配完中药饮片后，需先自查一遍。请回忆处方自查流程，独立核对处方药味的品种和数量，完成加减桂枝汤处方调配的自查工作并在处方中相应位置签字。

学生活动（二）识别 80 味别名药相关中药饮片并考核

引导问题 1：在复核所调配的中药饮片之前，中药调剂员需能正确识别 80 味别名药相关中药饮片。

1. 请对照常见处方正名和别名应付表，查阅《常见处方饮片调剂信息页》第四章第 1 节“除加减桂枝汤处方以外的 77 味别名药中药饮片的性状鉴别”（第 113 页），找出表格中所对应中药饮片，牢记其中药饮片性状，归类记忆，并回答以下问题。

（1）别名药相关中药饮片中，根及根茎类药材有：

____

____

（2）别名药相关中药饮片中，果实及种子类药材有：

____

____

（3）别名药相关中药饮片中，花类药材有：

____

（4）别名药相关中药饮片中，叶类药材有：

____

（5）别名药相关中药饮片中，茎木类、皮类药材有：

____

（6）别名药相关中药饮片中，全草类药材有：

____

（7）别名药相关中药饮片中，动物类药材有：

____

（8）别名药相关中药饮片中，矿物类药材有：

____

（9）别名药相关中药饮片中，其他类药材有：

____

2. 请独立回忆 80 味别名药相关中药饮片的性状鉴别特征，识别表 4-4-1 中的 30 味中药饮片，并将对应的药名填在图片下方的空格中。

表 4-4-1　　识别 30 味中药饮片

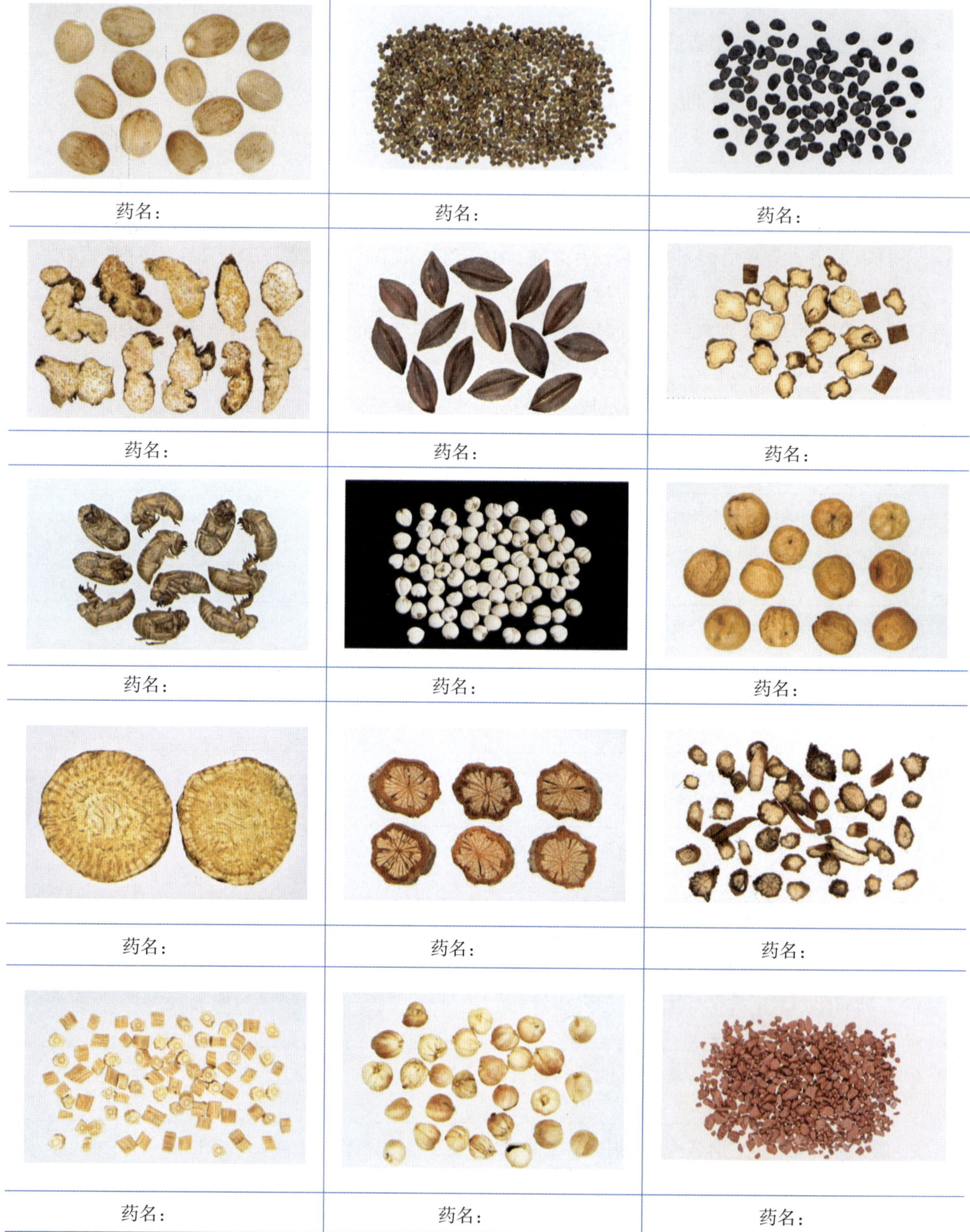

续表

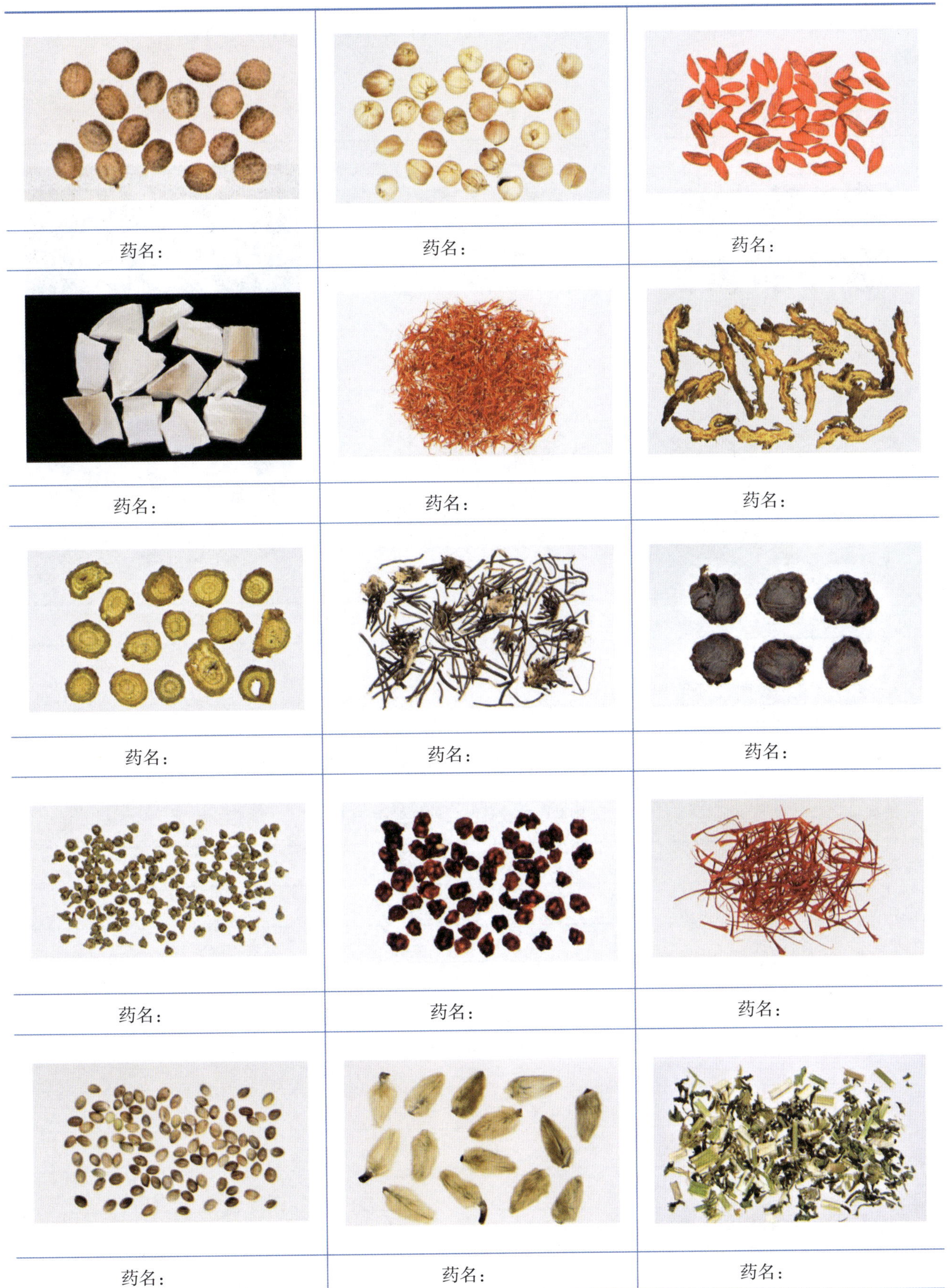

3. 在下列药名纠错表（见表 4–4–2）中，有 1 味中药饮片的药名是正确的，其他 5 味中药饮片的药名是错误的，请在正确药名旁的括号中打√，错误药名旁的括号中打 ×，并在括号中写出正确的药名。

表 4–4–2 药名纠错表

地黄（ ）	柴胡（ ）	南沙参（ ）
白芷（ ）	龙胆（ ）	桂枝（ ）

引导问题 2：根据教师给出的 10 个中药别名，独立从 20 个贴有序号标签的药斗中正确找出对应中药饮片后，在答题卡（见表 4–4–3）上将标签序号和相应正名填写在相应的别名后，完成考核项目“别名中药饮片的识别”。互评人为其他小组组长，考核评分见表 4–4–4。

表 4–4–3 别名中药饮片的识别答题卡

别名	对应的标签序号	正名
大芸		
金铃子		
玉果		
丹皮		
大力子		
草决明		
乌贼骨		
破故纸		
大腹子		
坤草		

表 4-4-4　　“别名中药饮片的识别”考核评分表

评价项目	评分标准	分值	互评（100%）
别名中药饮片的识别	正确找出大芸，并写出对应的标签序号及正名	2	
	正确找出金铃子，并写出对应的标签序号及正名	2	
	正确找出玉果，并写出对应的标签序号及正名	2	
	正确找出丹皮，并写出对应的标签序号及正名	2	
	正确找出大力子，并写出对应的标签序号及正名	2	
	正确找出草决明，并写出对应的标签序号及正名	2	
	正确找出乌贼骨，并写出对应的标签序号及正名	2	
	正确找出破故纸，并写出对应的标签序号及正名	2	
	正确找出大腹子，并写出对应的标签序号及正名	2	
	正确找出坤草，并写出对应的标签序号及正名	2	
（共 20 分）合计得分			
互评人签名：			

学习步骤二　复核加减桂枝汤处方饮片

学生活动　完成所调配中药饮片的药味复核、剂量复核、质量复核并考核

引导问题 1：请观看《常见处方饮片调剂信息页》第七章第 3 节“《大国工匠》– 第六集大技贵精”视频（第 224 页），思考视频中的主人公如何做到精益求精，并结合自己处方饮片调配和复核过程，探讨如何改进自己的操作方式，达到精益求精的工匠精神。

____

____

____

引导问题 2：请独立回忆处方调配的复核流程，以小组形式合作完成复核练习，组内互相核对处方药味的品种、质量和剂量，确保所调配的中药饮片品种正确、质量合格、7 剂总剂量误差率及单剂量误差率控制在 ±1%。

1. 填写表 4-4-5 加减桂枝汤处方饮片复核记录表，并在处方相应位置签字。

表 4-4-5　　**加减桂枝汤处方饮片复核记录表**

<table>
<tr><td rowspan="2">药味复核</td><td colspan="3">结果是否正确</td><td colspan="6">结果有误的写出具体错误内容</td></tr>
<tr><td colspan="3"></td><td colspan="6"></td></tr>
<tr><td>质量复核</td><td colspan="3"></td><td colspan="6"></td></tr>
<tr><td rowspan="5">剂量复核</td><td>处方单剂量</td><td colspan="7"></td></tr>
<tr><td>处方总剂量</td><td colspan="7"></td></tr>
<tr><td>剂数 / 实际单剂量</td><td>①</td><td>②</td><td>③</td><td>④</td><td>⑤</td><td>⑥</td><td>⑦</td></tr>
<tr><td>实际总剂量</td><td colspan="7"></td></tr>
<tr><td>单剂量最大误差率</td><td></td><td>是否符合要求（±1%）</td><td></td><td>总剂量误差率</td><td></td><td>是否符合要求（±1%）</td><td></td></tr>
<tr><td>备注</td><td colspan="8"></td></tr>
</table>

2. 中药调剂员提交复核后，同组的复核员先后对 7 剂药进行药味、质量、剂量复核，并使用电子秤进行剂量复核，完成考核项目“中药饮片的自查与复核”。互评人为复核员，考核评分表见表 4-4-6。

表 4-4-6　　**“中药饮片的自查与复核”考核评分表**

评价项目	评分标准	分值	互评（100%）
药味复核	对所有中药饮片的药味数量进行复核	3	
质量复核	对所有中药饮片的质量进行复核	3	
剂量复核	单剂量最大误差率以 ±1% 为准，正确计算误差率	4	
	总剂量误差率以 ±1% 为准，正确计算误差率	4	
	针对剂量误差率不在 ±1% 以内的，专项训练至达到 ±1% 以内	4	
（共 18 分）合计得分			
互评人签名：			

学习环节五 加减桂枝汤处方饮片的包装与发药

学习目标

能完成加减桂枝汤处方的发药交代，清晰地向顾客交代加减桂枝汤的煎煮流程及注意事项，重点交代自备药的处理。

建议学时

1 学时

学习要求

序号	学习步骤	学习内容	学时	备注
1	包装加减桂枝汤处方饮片（梯形包法）与发药（自备药）	1. 加减桂枝汤的煎煮流程及注意事项（自备药的处理） 2. 中药煎煮方法交代（含自备药）	1 学时	

本环节学习流程

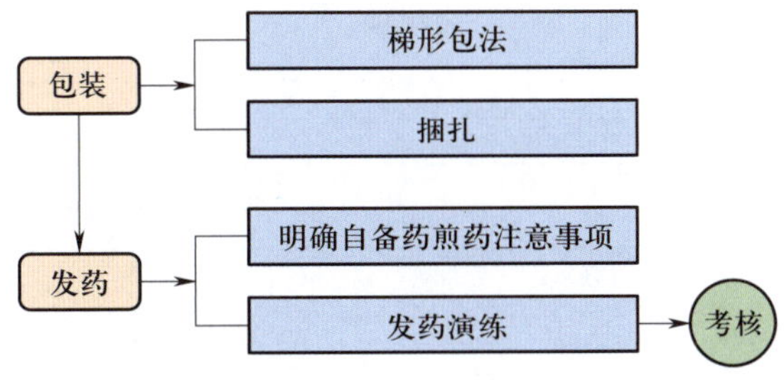

学习步骤 包装加减桂枝汤处方饮片（梯形包法）与发药（自备药）

学生活动（一） 演练中药包的包装和捆扎

引导问题：请查阅《常见处方饮片调剂信息页》第五章第1节“梯形包的操作步骤”（第191页），在2分钟内，独立演练包装与捆扎操作，完成3包加减桂枝汤处方饮片的包装和捆扎，做到包装牢固、美观，捆扎结实。

学生活动（二） 明确加减桂枝汤煎煮流程及注意事项（自备药的处理）并考核

引导问题1：当顾客提出处方中的某些中药饮片会自备时，需要提醒顾客自备药的相关注意事项，请查阅《常见处方饮片调剂信息页》第五章第 2 节“自备药煎煮的注意事项”（第 200 页），并根据提示完成相关练习。

1. 完成以下判断题。

（　）生姜与大枣的煎煮方法是与群药一起煎煮。

（　）药引的煎煮方法不需要遵循中医辨证论治的原则。

（　）药引单独煎煮后，取其汁送服药物。一般在散剂、丸剂中多用，如鲜苇根煎汤为药引，送服银翘解毒丸。

2. 假设你遇到一位年龄较大、记忆力不好的顾客，记不清楚煎药的方法，你应该如何运用服务意识去解决这个问题？

____

____

引导问题 2：请回忆学习任务一中所学的发药和交代步骤及相关要求，小组成员互相扮演中药调剂员和顾客，根据自备药煎煮的注意事项，自行组织语言，演练加减桂枝汤的发药和交代过程，并完成考核项目“自备药的发药交代”。互评人为模拟顾客，考核评分表见表 4–5–1。

表 4–5–1　“自备药的发药交代”考核评分表

评价项目	评分标准	分值	互评（100%）
发药交代	正确介绍煎药流程（特别是自备药的处理）和注意事项	6	
	正确向顾客介绍服药方法及注意事项	4	
（共 10 分）合计得分			
互评人签名：			

学习环节六　满意度调查、清场与反思

学习目标

能独立完成顾客满意度调查，并引导顾客加入会员群，具备较强的服务意识和劳动精神。

建议学时

3 学时

学习要求

序号	学习步骤	学习内容	学时	备注
1	调查顾客满意度和清场	1. 会员群的使用 2. 较高的服务意识	1 学时	
2	反思加减桂枝汤处方饮片调剂过程	1. 加减桂枝汤处方饮片调剂过程的总结反思 2. 加减桂枝汤处方饮片调剂的技术要点	2 学时	

本环节学习流程

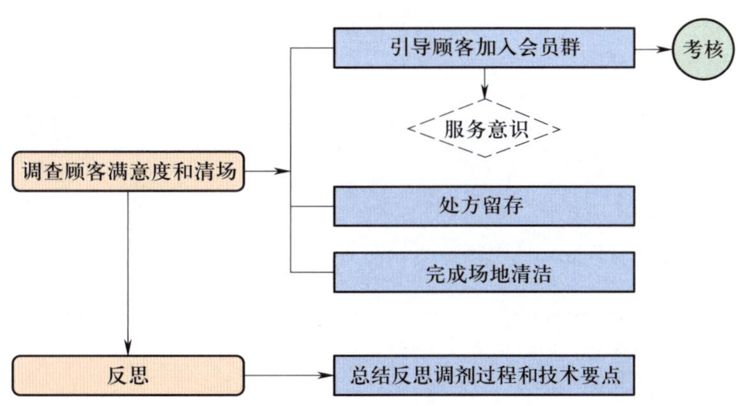

学习步骤一　调查顾客满意度和清场

学生活动（一）　引导顾客加入会员群，调查满意度并考核

引导问题 1：请查阅《常见处方饮片调剂信息页》第七章第 2 节“满意度调查和药店会员服务意识”（第 219 页），根据本任务调查结果和前几个任务中满意度调查环节中顾客关心的问题，梳理会员服务和会员发展的方法，并列举出来。

引导问题 2：假设你遇到的顾客不愿意加入会员群，请小组合作，集思广益，思考如何提高服务质量，引导顾客加入会员群，完成考核项目“引导入群”。互评人为模拟顾客，考核评分表见表 4–6–1。

表 4–6–1 “引导入群”考核评分表

评价项目	评分标准	分值	互评（100%）
顾客完成满意度调查	顾客在引导下完成满意度调查	1	
	令顾客满意	1	
顾客加入会员群	引导方式合理，思路清晰，表达流畅，方式新颖（每项 1 分）	4	
（共 6 分）合计得分			
互评人签名：			

学生活动（二） 完成加减桂枝汤处方的留存

引导问题：处方调配完毕，中药调剂员需将处方按规范留存备查，请独立完成表 4–6–2 处方留存登记表。

表 4–6–2 处方留存登记表

门店名称： 年 月

日期	姓名	联系方式	剂数	金额	中药调剂员	备注

学生活动（三） 完成场地清洁

引导问题：中药调剂员应具备“6S”标准管理意识，请参考《常见处方饮片调剂信息页》第六章第 3 节“中药饮片调剂工作站清场要求”（第 209 页），小组 PK，比赛哪一组场地清洁完成得又快又好。

学习步骤二 反思加减桂枝汤处方饮片调剂过程

学生活动 总结反思加减桂枝汤处方饮片调剂过程和技术要点

引导问题 1：请对照图 4–6–1 加减桂枝汤处方饮片调剂流程图，针对每个学习环节的技术要点，写出你在学习过程中的收获与反思，填到表 4–6–3 技术要点反思表中。

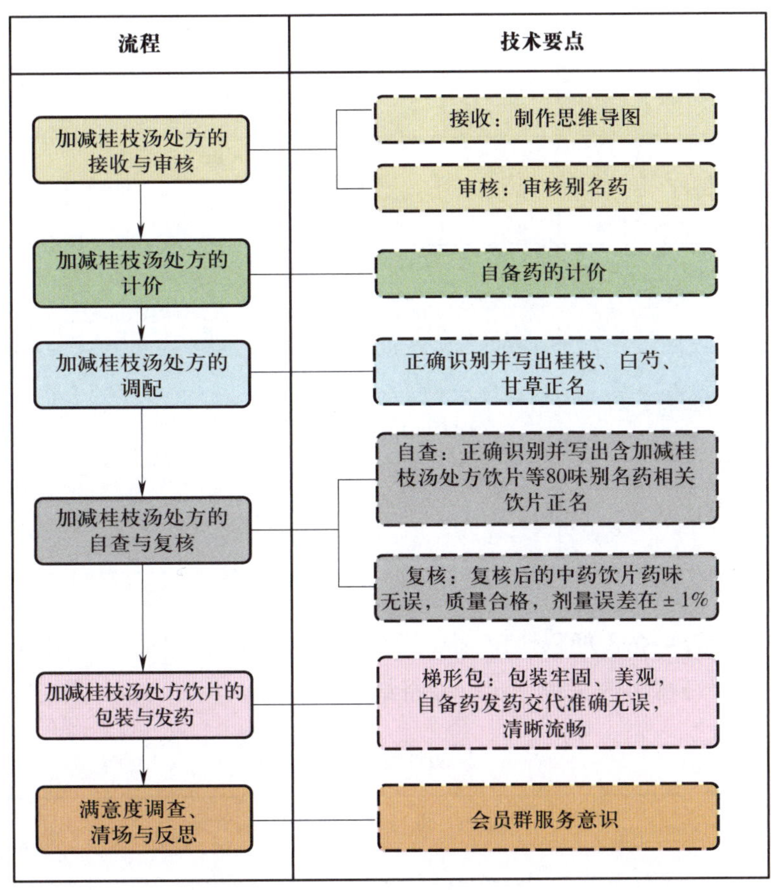

图 4–6–1 加减桂枝汤处方饮片调剂流程图

表 4–6–3 技术要点反思表

学习环节	技术要点反思
加减桂枝汤处方的接收与审核	
加减桂枝汤处方的计价	
加减桂枝汤处方的调配	
加减桂枝汤处方的自查与复核	
加减桂枝汤处方饮片的包装与发药	
满意度调查、清场与反思	

引导问题 2：请对照图 4–6–1 加减桂枝汤处方饮片调剂流程图，总结每个学习环节中的学习成果，填到表 4–6–4 学习成果反思表中，并思考、讨论不同环节之间学习成果的关联性。

表 4–6–4 学习成果反思表

学习环节	学习成果
加减桂枝汤处方的接收与审核	
加减桂枝汤处方的计价	
加减桂枝汤处方的调配	
加减桂枝汤处方的自查与复核	
加减桂枝汤处方饮片的包装与发药	
满意度调查、清场与反思	

引导问题 3：请对照图 4–6–1 加减桂枝汤处方饮片调剂流程图，回忆自己在每个环节的操作表现，先进行自我星级评定，再进行组内星级评定，并将结果记录在表 4–6–5 星级评定记录表中。

表 4–6–5 星级评定记录表

序号	学习环节	自我星级评定（1~3 星）	组内星级评定（1~3 星）
1	加减桂枝汤处方的接收与审核		
2	加减桂枝汤处方的计价		
3	加减桂枝汤处方的调配		
4	加减桂枝汤处方的自查与复核		
5	加减桂枝汤处方饮片的包装与发药		
6	满意度调查、清场与反思		

引导问题 4：请根据教师出具的含别名药的处方，完成一次处方的接收、审核、计价、调配、自查与复核、包装与发药、满意度调查与清场，并总结反思含别名药类处方与其他处方的异同点。

____

____

学习任务五 加减银翘散处方饮片调剂

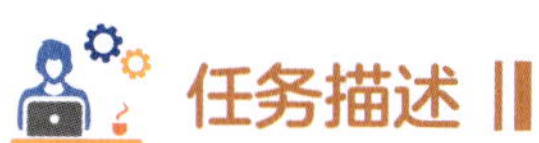

任务描述

任务情景：

某患者出现发热头痛、口干咳嗽、咽喉疼痛、小便黄赤等症状，经药店坐诊大夫诊断为风热表证，为其开具3剂加减银翘散处方（金银花10 g、连翘10 g、桔梗5 g、薄荷5 g、淡豆豉6 g、淡竹叶6 g、牛蒡子10 g、荆芥2 g、芦根15 g、浮萍6 g、甘草2 g），顾客要求以中药饮片形式现场取药，回家自行煎煮，处方中的薄荷、牛蒡子属于特殊处理中药饮片，要求中药调剂员明确该处方药味中需要特殊处理内容，并在半天内完成该处方调剂工作。

学生从教师处接收加减银翘散处方，明确处方应付及取药形式；按规范交由教师或学生审核处方，审方无误后，对加减银翘散处方进行计价；在加减银翘散处方进行中药饮片调配前，准备好特殊处理设备冲筒，识别并准备好中药饮片金银花、连翘、桔梗、薄荷、淡豆豉、淡竹叶、牛蒡子、荆芥、芦根、浮萍、甘草；对加减银翘散处方进行中药饮片调配、自查，该处方中含有后下药薄荷和需捣碎药牛蒡子，调配时需注意特殊处理中药饮片应处理得当，交由教师或学生药味复核、剂量复核（误差 ±1%）、脚注复核、质量复核；复核无误后采用四角包法、五角包法等对中药进行包装，向教师或学生进行发药交代，强调薄荷的后下处理；发放意见卡片调查教师或学生的满意度并将加减银翘散处方留存备查。

加减银翘散处方饮片调剂需严格执行《中华人民共和国中医药法》《中华人民共和国药品管理法》等法律法规，遵守《中华人民共和国药典》（现行版）《药品经营质量管理规范》《药品经营质量管理规范实施细则》《处方管理办法》等相关规定，熟知中药处方应付常规、中药饮片调剂操作规程，中药煎煮和服用方法及全国医药行业特有职业技能竞赛中药调剂员工种中药处方调配评分表等相关规定。

任务要求：

1. 调配的加减银翘散处方品种正确、质量合格。
2. 调配流程操作应规范正确，单剂量、总剂量误差不超过 ±1%，中药包美观，捆扎结实无漏药。
3. 加减银翘散处方调配特殊处理正确，牛蒡子捣碎、薄荷后下操作规范。
4. 对顾客服务周到，令顾客满意，发药交代提醒后下药味的使用方法。

任务资料：

加减银翘散处方

XXX 门诊部中药处方笺　　　　普通中药处方

No.0005429

姓名：李某某　性别：女　年龄：29 岁　费别：职工在职（医保）

科别：中医内科　病历号：935××××　地址：南昌市迎宾南大道××号

开方日期：2023 年 10 月 29 日　　联系方式：187××××××××

临床诊断：风热表证

Rp：

金银花 10g　连翘 10g　桔梗 5g　薄荷 5g

淡豆豉 6g　淡竹叶 6g　牛蒡子 10g　荆芥 2g

芦根 15g　浮萍 6g　甘草 2g

3 剂水煎服，一天一剂，早晚各服一次

医师 谢某

审核 ______

调配 ______

发药 ______

复核 ______

收费
元

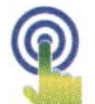

学习路径

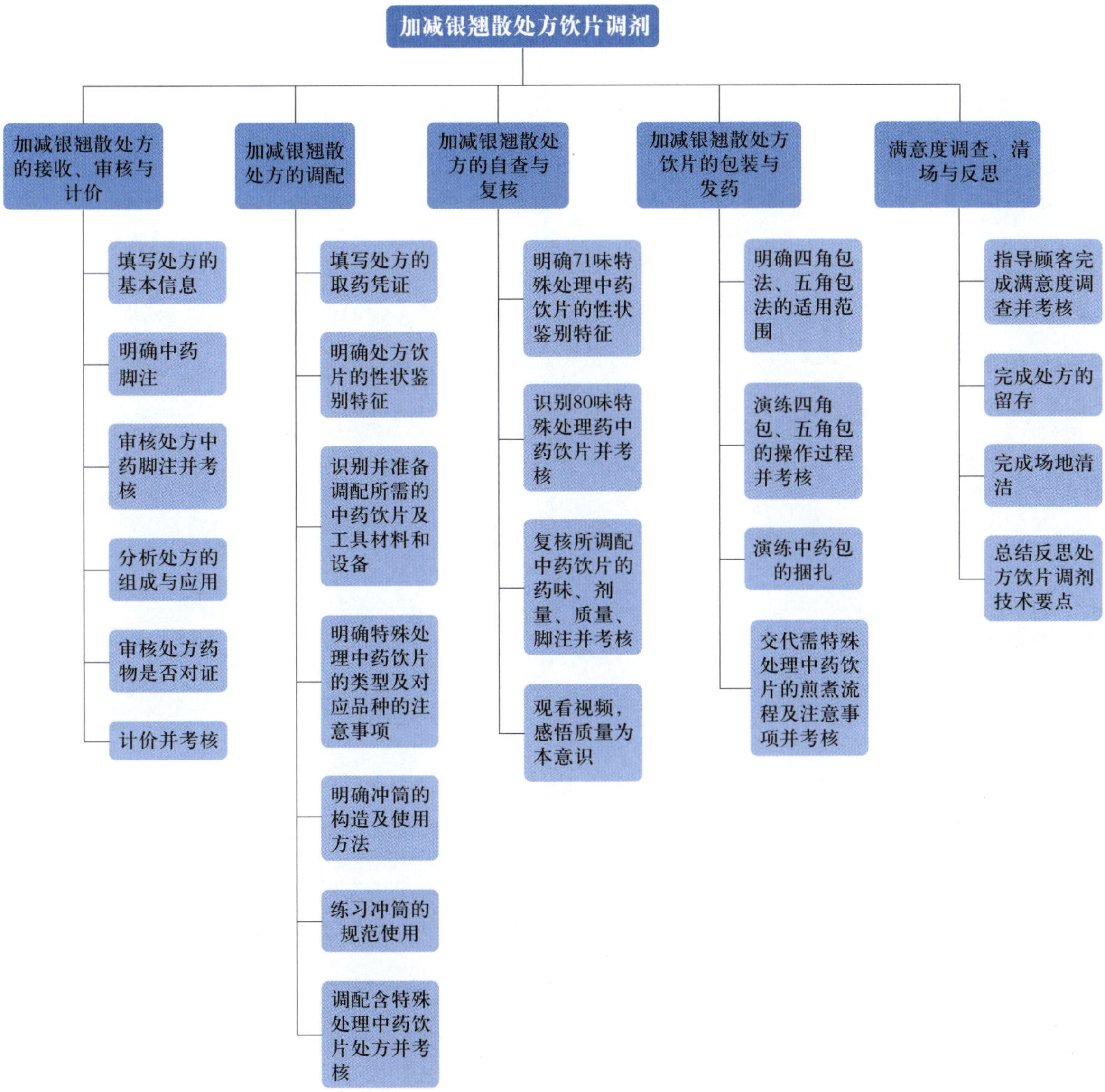

- 加减银翘散处方饮片调剂
  - 加减银翘散处方的接收、审核与计价
    - 填写处方的基本信息
    - 明确中药脚注
    - 审核处方中药脚注并考核
    - 分析处方的组成与应用
    - 审核处方药物是否对证
    - 计价并考核
  - 加减银翘散处方的调配
    - 填写处方的取药凭证
    - 明确处方饮片的性状鉴别特征
    - 识别并准备调配所需的中药饮片及工具材料和设备
    - 明确特殊处理中药饮片的类型及对应品种的注意事项
    - 明确冲筒的构造及使用方法
    - 练习冲筒的规范使用
    - 调配含特殊处理中药饮片处方并考核
  - 加减银翘散处方的自查与复核
    - 明确71味特殊处理中药饮片的性状鉴别特征
    - 识别80味特殊处理药中药饮片并考核
    - 复核所调配中药饮片的药味、剂量、质量、脚注并考核
    - 观看视频，感悟质量为本意识
  - 加减银翘散处方饮片的包装与发药
    - 明确四角包法、五角包法的适用范围
    - 演练四角包、五角包的操作过程并考核
    - 演练中药包的捆扎
    - 交代需特殊处理中药饮片的煎煮流程及注意事项并考核
  - 满意度调查、清场与反思
    - 指导顾客完成满意度调查并考核
    - 完成处方的留存
    - 完成场地清洁
    - 总结反思处方饮片调剂技术要点

学习环节一　加减银翘散处方的接收、审核与计价

学习目标

1. 能独立反思沟通过程，热情礼貌完成处方信息的确认，具备较高的服务意识。

2. 能在教师指导下，完成加减银翘散处方的审核，明确中药脚注和处方药物对证。

3. 能在教师指导下，正确按照医保结算方式，对加减银翘散进行准确计价，明确取药形式，具备社会主义核心价值观（诚信）。

建议学时

6学时

学习要求

序号	学习步骤	学习内容	学时	备注
1	接收、审核加减银翘散处方	1. 中药脚注 2. 中药脚注的审核 3. 加减银翘散处方的组成与应用 4. 加减银翘散处方药物是否对证	4学时	
2	计价加减银翘散处方	社会主义核心价值观（诚信）	2学时	

本环节学习流程

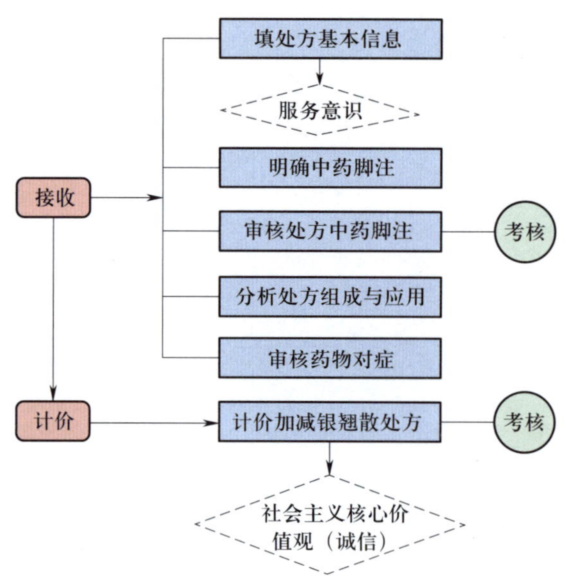

XXX 门诊部中药处方笺　　普通中药处方

No.0003643

姓名：徐某某　性别：女　年龄：33 岁　费别：职工在职（医保）

科别：中医内科　病历号：947××××　地址：南昌市何坊西路××号

开方日期：2024 年 2 月 29 日　联系方式：189××××××××

临床诊断：外感风寒、内伤生冷

Rp：

白芷 9g　川芎 10g　干姜 9g

当归 5g　麻黄 12g　徐长卿 6g

车前子 15g　甘草 6g

3 剂水煎服，一天一剂，早晚各服一次

医师　张某

审核＿＿＿＿

调配＿＿＿＿

发药＿＿＿＿

复核＿＿＿＿

收费
元

图 5-1-2　含特殊处理中药饮片的处方素材 2

XXX 门诊部中药处方笺　　普通中药处方

No.0003158

姓名：方某某　性别：女　年龄：37 岁　费别：职工在职（医保）

科别：中医内科　病历号：947××××　地址：南昌市青山北路××号

开方日期：2024 年 2 月 29 日　联系方式：189××××××××

临床诊断：外感风寒、痰多咳嗽

Rp：

紫苏子 9g　麻黄 10g　苦杏仁 9g

橘皮 9g　桑白皮 9g　茯苓 6g

肉桂 5g　麦冬 10g　炙甘草 15g

3 剂水煎服，一天一剂，早晚各服一次

医师　郭某

审核＿＿＿＿

调配＿＿＿＿

发药＿＿＿＿

复核＿＿＿＿

收费
元

图 5-1-3　含特殊处理中药饮片的处方素材 3

表 5-1-1 中药处方审核答题卡

题号	审核结果
含特殊处理中药饮片的处方素材 1	
含特殊处理中药饮片的处方素材 2	
含特殊处理中药饮片的处方素材 3	

表 5-1-2 “特殊处理中药饮片的审核”考核评分表

评价项目	评价标准	分值	互评（100%）
特殊处理中药饮片的审核	正确写出需特殊处理的中药饮片	6	
	正确写出相关中药饮片的特殊处理方式	6	
（共 12 分）合计得分			
互评人签名：			

学生活动（四） 分析加减银翘散处方的组成与应用

引导问题：请查阅《常见处方饮片调剂信息页》第一章第 2 节“加减银翘散处方的组成与应用”（第 14 页），明确加减银翘散处方的组成与功能主治，根据提示完成以下问题。

1. 加减银翘散处方中的君药是____________。
2. 加减银翘散处方的主治病症是__________。

学生活动（五） 审核加减银翘散处方药物是否对证

引导问题 1：请查阅《常见处方饮片调剂信息页》第一章第 2 节“加减银翘散处方的组成与应用”（第 14 页），比较加减银翘散处方中各种药物对应的症状，根据提示完成以下判断题。

（ ）1. 金银花甘寒，清热解毒，疏散风热，用于风热感冒。

（ ）2. 连翘苦微寒，清热解毒，消肿散结，疏散风热，用于风寒感冒。

（ ）3. 薄荷辛凉，疏散风热，清利头目，用于风热感冒，风温初起。

（ ）4. 牛蒡子辛苦寒，疏散风热，解毒利咽，用于风寒感冒，咽喉疼痛。

（ ）5. 荆芥辛，微温，解表散风，用于感冒，头痛。

（ ）6. 淡豆豉，苦、辛，凉，解表，除烦，宣发郁热，用于感冒，寒热头痛。

（ ）7. 芦根甘，寒，清热泻火，用于热病烦渴。

（ ）8. 桔梗苦、辛，平，宣肺，利咽，用于咳嗽痰多。

（ ）9. 甘草甘，平，清热解毒，调和诸药。

引导问题 2：请查阅《常见处方饮片调剂信息页》第一章第 2 节“加减银翘散处方的组成与应用”（第 14 页），审核下列处方中的药物是否对证，用“√”或“×”在临床诊断处进行标记，同时完成审核和签名。

XXX 门诊部中药处方笺　　普通中药处方

No.0005429

姓名：李某某　性别：女　年龄：29 岁　费别：职工在职（医保）

科别：中医内科　病历号：935××××　地址：南昌市迎宾南大道××号

开方日期：2023 年 10 月 29 日　联系方式：187××××××××

临床诊断：风热表证

Rp:

金银花 10g　连翘 10g　桔梗 5g　薄荷 5g

淡豆豉 6g　淡竹叶 6g　牛蒡子 10g　荆芥 2g

芦根 15g　浮萍 6g　甘草 2g

3 剂水煎服，一天一剂，早晚各服一次

医生　谢某

审核　王某

调配 ______

发药 ______

复核 ______

收费
元

学习步骤二　计价加减银翘散处方

学生活动　计价并考核

引导问题 1：请查阅《常见处方饮片调剂信息页》第七章第 3 节“计价”（第 222 页），阅读计价案例，小组共同讨论，思考以下问题，并写下自己的感悟。

1. 中药价格高，疗效就一定更好吗？

____

2. 把大量昂贵的中药放在一个处方，能更好地治疗疾病吗？

____

____

3. 中药饮片的价格会因产地、规格不同而有差异，定价时应考虑哪些因素？

____

____

4. 作为一名药店工作人员，将如何做到诚信经营？

____

____

引导问题 2：以小组为单位，组内同学分别担任中药调剂员、顾客，在 10 分钟内完成考核项目“加减银翘散处方计价”。中药调剂员分别使用计算器和计价软件对处方进行规范结算，加减银翘散处方饮片零售价格参考表 5-1-3，将处方的计价过程写在参考表下方，在处方相应位置上标注总价，并将相关票据如实交给顾客。互评人为非同组组长，考核评分表见表 5–1–4。

表 5–1–3　中药饮片零售价格参考表

序号	中药饮片名称	价格（元/g）
1	金银花	0.355
2	连翘	0.42
3	桔梗	0.11
4	薄荷	0.042
5	淡豆豉	0.3
6	淡竹叶	0.03
7	牛蒡子	0.055
8	荆芥	0.062
9	芦根	0.2
10	浮萍	0.015
11	甘草	0.06

单剂量总价 =

3 剂总价 =

表 5–1–4　“加减银翘散处方计价”考核评分表

评价项目	评分标准	分值	互评（100%）
加减银翘散处方计价	能正确开启计算机收银系统	1	
	能根据顾客自备情况正确录入待计价的药味	1	
	能正确录入药味剂量	1	
	确认医保结算信息正确	1	
	打印处方票据并收银	1	
	交接处方和收银票据正确	1	
（共 6 分）合计得分			
互评人签名：			

学习环节二　加减银翘散处方的调配

学习目标

1. 能在教师指导下，准备调配加减银翘散处方所需要的材料、工具与设备，识别加减银翘散处方所涉中药饮片，确保剂量充足，药味正确。

2. 能在教师指导下，明确不同类别特殊处理中药饮片调配的注意事项，完成特殊处理中药处方（含加减银翘散处方）饮片的调配，过程符合中药饮片调剂操作规程的规定。

建议学时

7 学时

学习要求

序号	学习步骤	学习内容	学时	备注
1	准备调配前工具、设备、材料并识别中药饮片	1. 金银花、桔梗、薄荷、淡豆豉、淡竹叶、牛蒡子、荆芥、芦根、浮萍的性状鉴别特征 2. 金银花、连翘、桔梗、薄荷、淡豆豉、淡竹叶、牛蒡子、荆芥、芦根、浮萍、甘草的识别	1 学时	
2	调配含特殊处理中药饮片处方	1. 特殊处理中药饮片的类型及对应品种的注意事项 2. 冲筒的构造及使用方法 3. 冲筒的规范使用 4. 含特殊处理中药饮片的调配	6 学时	

本环节学习流程

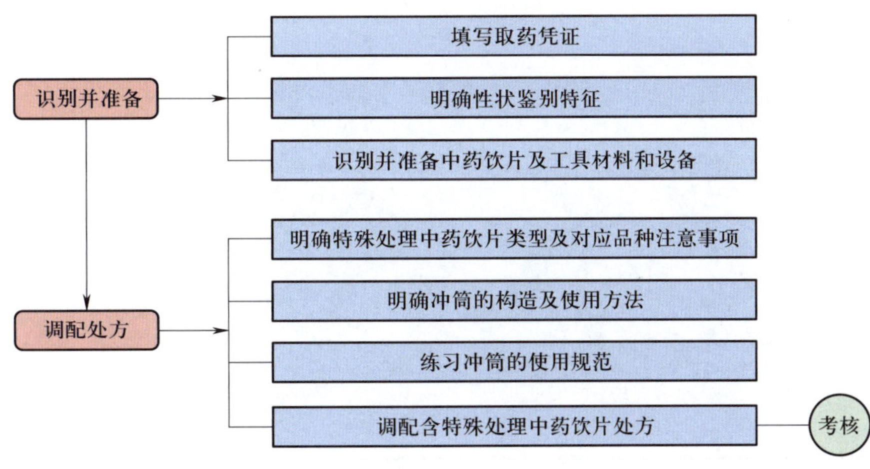

学习步骤一 准备调配前工具、设备、材料，识别中药饮片并调配加减银翘散处方

学生活动（一） 填写加减银翘散处方的取药凭证

引导问题：请查阅《常见处方饮片调剂信息页》第三章第1节“图3-1-1 取药凭证示例”（第26页），根据顾客的处方和收费票据信息，预估取药时间，填写完整取药凭证，并将顾客联交给顾客。

请将填写完的取药凭证贴在下面空白处。

学生活动（二） 明确加减银翘散处方饮片的性状鉴别特征

引导问题1：请查阅《常见处方饮片调剂信息页》第三章第2节“加减银翘散处方饮片的性状鉴别”（第43页），明确加减银翘散处方饮片的性状鉴别特征，在表5-2-1中列出其性状鉴别要点。

表5-2-1 加减银翘散处方饮片性状鉴别要点

药名	中药饮片图片	性状鉴别要点
金银花		

续表

药名	中药饮片图片	性状鉴别要点
桔梗	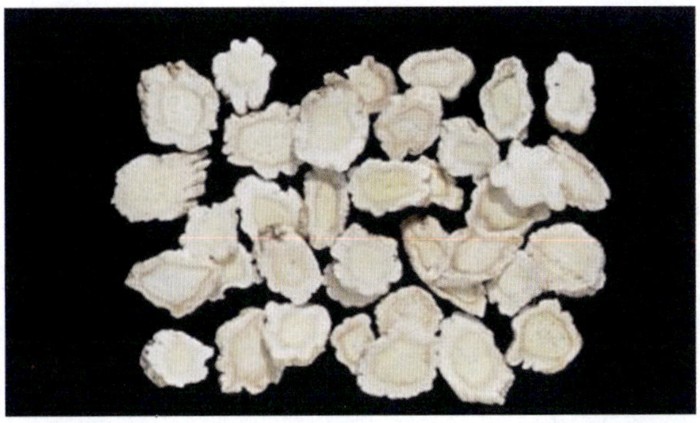	
薄荷	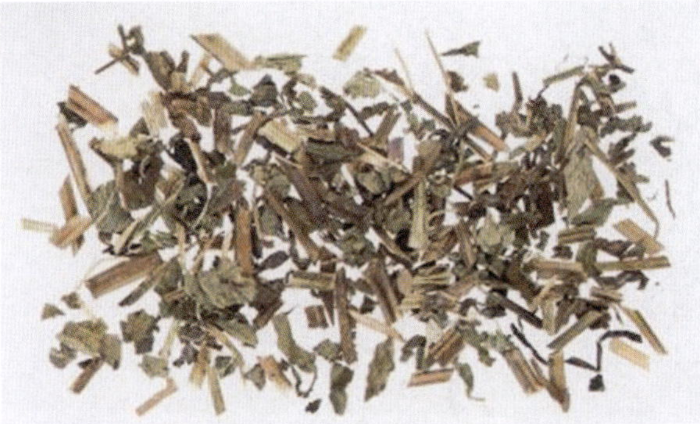	
淡竹叶	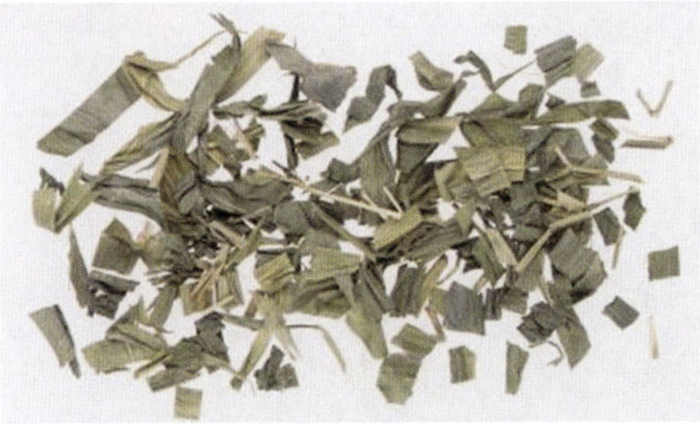	
淡豆豉	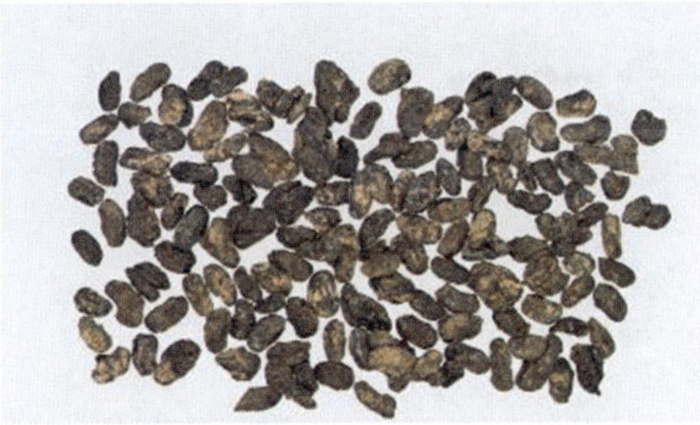	

续表

药名	中药饮片图片	性状鉴别要点
牛蒡子	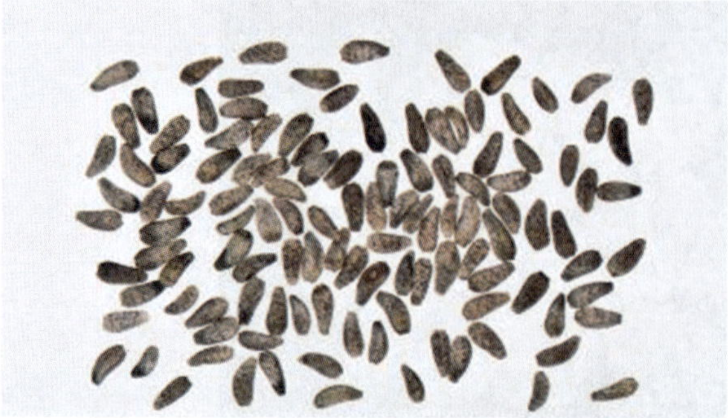	
荆芥	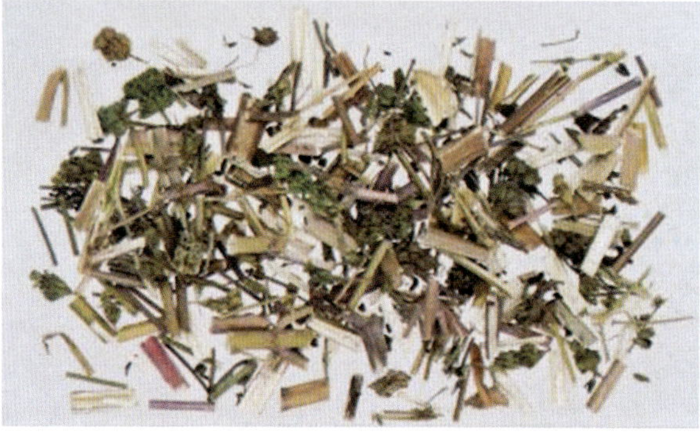	
芦根	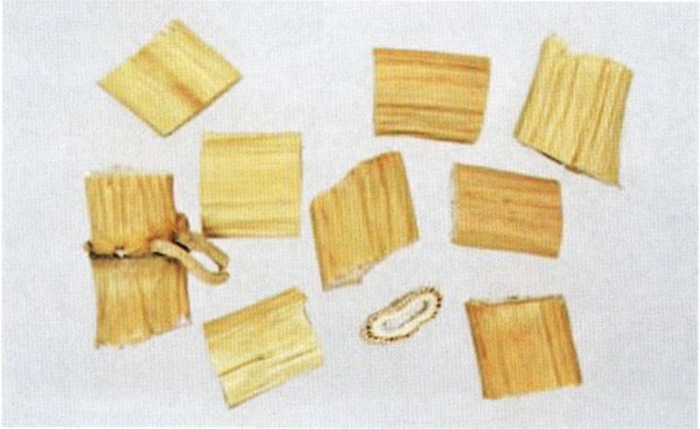	
浮萍	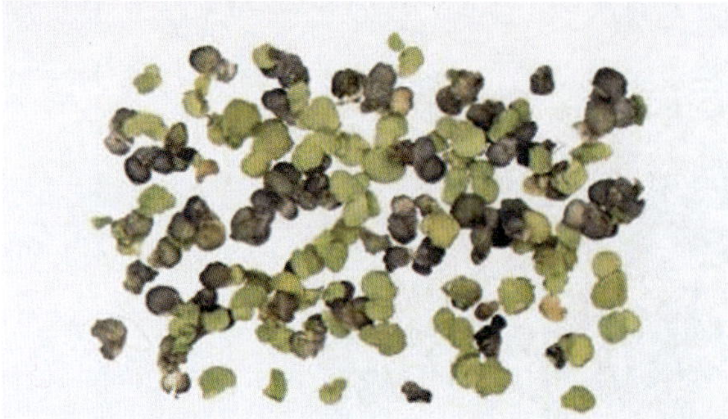	

引导问题 2：请查阅《常见处方饮片调剂信息页》第三章第 2 节“加减银翘散处方饮片的性状鉴别”（第 43 页），对比易混淆中药（薄荷与荆芥），在表 5-2-2 中列出二者的异同点。

表 5-2-2　　薄荷与荆芥性状对比

药名	相同点	不同点
薄荷		
荆芥		

学生活动（三）识别并准备调配所需的中药饮片及工具材料和设备

引导问题 1：请查阅《常见处方饮片调剂信息页》第三章第 2 节中“加减银翘散处方饮片的性状鉴别”（第 43 页），正确识别所需调配的 11 味中药饮片，根据教师摆放的加减银翘散处方饮片，依次识别并写出中药饮片正名。

中药饮片 1	中药饮片 2	中药饮片 3	中药饮片 4	中药饮片 5	中药饮片 6
中药饮片 7	中药饮片 8	中药饮片 9	中药饮片 10	中药饮片 11	—
					—

引导问题 2：回忆处方调配所需要的工具、设备及材料，填写表 5-2-3 物品准备清单，完成工具、设备及材料的准备。

表 5-2-3　　物品准备清单

序号	物品名称	数量	准备情况	备注
领取小组：第　组	领取人：		领取日期：　年　月　日	

学习步骤二　调配含特殊处理中药饮片处方

学生活动（一）明确特殊处理中药饮片的类型及对应品种的注意事项

引导问题：以小组为单位，请查阅《常见处方饮片调剂信息页》第一章第 2 节“常见脚注术语及特殊处理方法”（第 14 页），整理归纳特殊处理中药饮片的类型及对应品种的注意事项，以思维导图的形式呈现在海报上，各小组派代表汇报组内分工及绘制思路。

学生活动（二）明确冲筒的构造及使用方法

引导问题：根据学习任务五任务描述，加减银翘散处方中存在需要使用捣碎工具处理的药材。请查阅《常见处方饮片调剂信息页》第三章第 1 节“冲筒”（第 30 页），明确冲筒的别名、结构、应用范围、使用方法等，回答以下问题。

1. 冲筒又称____________________。

2. 冲筒的结构主要由________________三部分组成。

3. 调剂时需要冲筒临时捣碎的药材有（　　　　）。

A. 益智　　　　B. 酸枣仁

C. 莱菔子　　　　D. 砂仁

E. 紫苏子

4. 需要捣碎的牛蒡子放入筒体内，放入药量占筒体内容积的__________。

5. 捣碎操作时，____扶持筒体，____提起筒锤，四指环握筒锤柄上部，拇指扣压筒锤柄顶端，以前臂带动，做较为有力的升降动作，捣砸冲筒内的中药饮片，铜锤头进入筒体时应与筒底____。

学生活动（三）练习冲筒的规范使用

引导问题：请观看教师示范冲筒捣碎牛蒡子操作，小组内相互练习冲筒的使用，按照捣碎操作流程，完成牛蒡子的捣碎。

学生活动（四）调配含特殊处理中药饮片处方并考核

引导问题 1：请查阅《常见处方饮片调剂信息页》第三章第 3 节“视频 3–3–5 加减银翘散处方的调配”（第 48 页），各小组按照全国医药行业特有职业技能大赛中药调剂员工种中药处方调配评分标准调配加减银翘散处方，正确操作特殊处理中药饮片并相互检查，确保所调配的 11 味中药饮片品种正确、质量合格，评分标准见表 5–2–4。

表 5–2–4　　中药处方调配评分标准

项目	评分标准	分值	得分
准备	衣帽洁净，双手洁净不留长指甲。检查戥秤、冲筒等工具是否洁净，清洁调剂台。（每项 1 分）	5	

续表

<table>
<tr><th>项目</th><th colspan="4">评分标准</th><th>分值</th><th>得分</th></tr>
<tr><td rowspan="7">调配</td><td colspan="4">收方，计时开始（以裁判口令为准）
校对戥秤（可在准备时完成，3 分）</td><td>3</td><td></td></tr>
<tr><td colspan="4">审方（审方过程明显 2 分）、审方后上台纸 1 分</td><td>3</td><td></td></tr>
<tr><td colspan="4">持戥姿势正确（3 分）。逐剂回戥（5 分）</td><td>8</td><td></td></tr>
<tr><td colspan="4">按序调配、单味分列、无混杂、无散落、无遗漏、无错配。（不按序调配扣 5 分；称量排放顺序混乱扣 4 分；药物混杂扣 2 分；药物撒在台面上未拣回扣 2 分；药物撒在地上扣 2 分）</td><td>15</td><td></td></tr>
<tr><td colspan="4">正确处理“需特殊处理的中药”。（特殊处理错误或未单包；未注明或标注错误，如果处方中有 2 味药，每个扣 5 分；如果处方中有 1 味药，扣 10 分）</td><td>10</td><td></td></tr>
<tr><td colspan="4">逐味复查：逐味看方对药，认真核对</td><td>4</td><td></td></tr>
<tr><td colspan="4">处方签名：签名正确</td><td>3</td><td></td></tr>
<tr><td>包装捆扎</td><td colspan="4">动作熟练，包扎牢固无漏药，包形美观，捆扎结实，患者姓名朝上将处方捆于包上。（每项 2 分）。报告调配完毕，计时结束</td><td>10</td><td></td></tr>
<tr><td>发药交代</td><td colspan="4">核对患者姓名（1 分），双手递药，礼貌服务（2 分）；交代清楚（重点交待需特殊处理中药饮片的煎煮方法。2 分）</td><td>5</td><td></td></tr>
<tr><td>清场</td><td colspan="4">清洁戥秤复原（戥砣放戥盘内），清洁冲筒，清洁调剂台，工具摆放整齐。（每项 1 分）</td><td>4</td><td></td></tr>
<tr><td rowspan="3">3 剂总量误差率</td><td>≤ ±1.0%</td><td>10 分</td><td>±（1.1%～2.0%）</td><td>8 分</td><td rowspan="3">10</td><td rowspan="3"></td></tr>
<tr><td>±（2.1%～3.0%）</td><td>6 分</td><td>±（3.1%～4.0%）</td><td>4 分</td></tr>
<tr><td>±（4.1%～5.0%）</td><td>2 分</td><td>>±5.0%</td><td>0 分</td></tr>
<tr><td rowspan="3">单剂量最大误差率</td><td>≤ ±1.0%</td><td>10 分</td><td>±（1.1%～2.0%）</td><td>8 分</td><td rowspan="3">10</td><td></td></tr>
<tr><td>±（2.1%～3.0%）</td><td>6 分</td><td>±（3.1%～4.0%）</td><td>4 分</td><td></td></tr>
<tr><td>±（4.1%～5.0%）</td><td>2 分</td><td>>±5.0%</td><td>0 分</td><td></td></tr>
<tr><td rowspan="2">调配时间</td><td>≤ 15 分钟</td><td>10 分</td><td>15.1～16 分钟</td><td>6 分</td><td rowspan="2">10</td><td rowspan="2"></td></tr>
<tr><td>16.1～17 分钟</td><td>3 分</td><td>>17 分钟</td><td>0 分</td></tr>
<tr><td colspan="5">（共 100 分）合计得分</td><td>100</td><td></td></tr>
<tr><td>否决项</td><td colspan="6">配错药、缺味或多配药，整个中药处方调配项目为 0 分</td></tr>
</table>

引导问题 2：请各小组推选 1 名同学进行两两 PK 赛，其余同学观摩并按照全国医药行业特有职业技能大赛中药调剂员工种中药处方调配评分标准（见表 5-2-4）打分。

引导问题3：请根据教师给出的5张含特殊处理中药饮片的处方，每位组长随机抽取一张处方，按照特殊处理中药饮片调配流程，在5分钟以内独立完成处方中特殊处理中药饮片的调配及处理。各组组长相互操作，完成考核；各组组长对非同组的组员进行评价，完成考核。考核评分表见表5-2-5。

表5-2-5　“特殊处理中药饮片的处理”考核评分表

评价项目	评价标准	分值	互评（100%）
特殊处理中药饮片	正确找出特殊处理中药饮片	4	
特殊处理中药饮片操作	正确进行特殊处理操作	3	
标注特殊处理方式	正确标注特殊处理方式	3	
（共10分）合计得分			
互评人签名：			

引导问题4：请练习加减银翘散处方饮片调配操作不低于2次，记录操作时间和剂量，完成表5-2-6内容填写。

表5-2-6　加减银翘散处方调配记录表

序号	操作时间	称量记录	备注
1		第1剂重量　　g；误差率　　%； 第2剂重量　　g；误差率　　%； 第3剂重量　　g；误差率　　%； 总剂量　　g；误差率　　%。	
2		第1剂重量　　g；误差率　　%； 第2剂重量　　g；误差率　　%； 第3剂重量　　g；误差率　　%； 总剂量　　g；误差率　　%。	

引导问题5：请总结反思含特殊处理中药饮片处方调配技术要点，回顾自己在调配过程中存在的不足，将不足之处记录在下方并写明解决办法。

____

____

学习环节三　加减银翘散处方的自查与复核

学习目标

1. 能在教师指导下，对调配后的中药饮片进行逐味自查，对含加减银翘散处方等 80 味特殊处理药中药饮片进行识别，确保药味无误。

2. 能在教师指导下，对所调配中药饮片进行药味复核、脚注复核，确保所调配的中药饮片品种正确、质量合格、3 剂总量误差率和单剂剂量误差率控制在 ±1%，具备较高的质量为本意识。

建议学时

10 学时

学习要求

序号	学习步骤	学习内容	学时	备注
1	自查加减银翘散处方饮片	1. 除加减银翘散处方以外的 71 味特殊处理中药饮片的性状鉴别特征 2. 含加减银翘散处方等 80 味特殊处理中药饮片的识别	8 学时	
2	复核加减银翘散处方饮片	1. 复核所调配中药饮片的药味、剂量、质量和脚注 2. 较高的质量为本意识	2 学时	

本环节学习流程

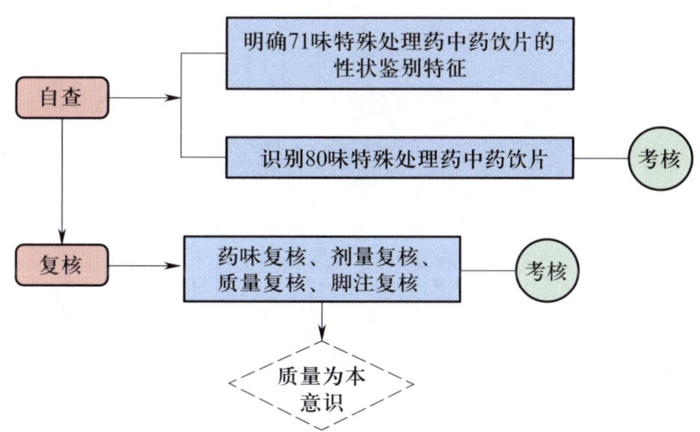

学习步骤一　自查加减银翘散处方饮片

学生活动（一）明确除加减银翘散处方以外的 71 味特殊处理中药饮片的性状鉴别特征

引导问题：处方调配完成后，需自行对调配完的药味进行检查核对，确保药味准确，特殊处理无误，无多配、漏配或错配的情况。请完成自查并回答相应问题。

1. 请完成加减银翘散处方调配的自查工作并签字。

2. 在上面的自查工作中，是否发现特殊处理错误、多配、漏配或错配的现象？如有，请选择原因：

□无特殊处理错误、多配、漏配或错配的现象

□特殊处理药中药饮片的包装备注错误，导致错配

□不熟悉中药饮片的性状特点，造成错配

□粗心大意，导致多配、漏配或错配

□其他原因（请简要描述）____

学生活动（二）识别含加减银翘散处方等 80 味特殊处理中药饮片并考核

引导问题：处方自查过程中，通过逐味自查，多配、漏配现象较易被发现，但部分人员可能会因为对处方药味的识别不够准确而无法及时发现错配的情况。

1. 请查阅《常见处方饮片调剂信息页》中第四章第 1 节“除加减银翘散处方以外的 71 味特殊处理药中药饮片的性状鉴别”（第 152 页），根据中药饮片特征进行识别，将下列图片与药名进行连线，区分矿物类中药饮片。

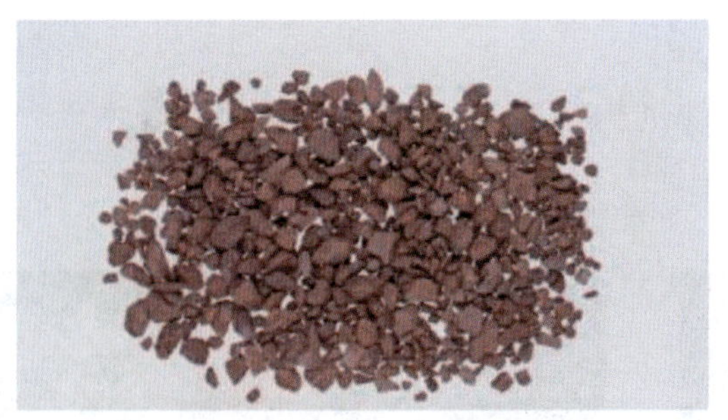

珍珠母

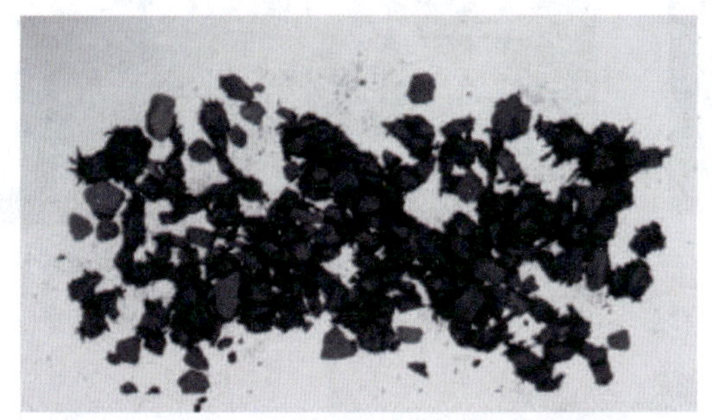

滑石粉

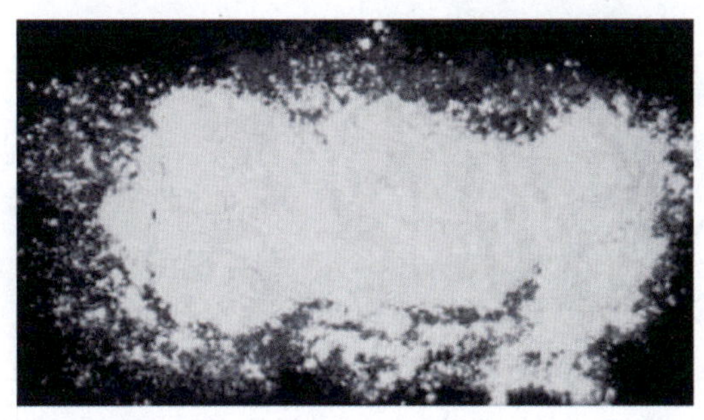

赭石

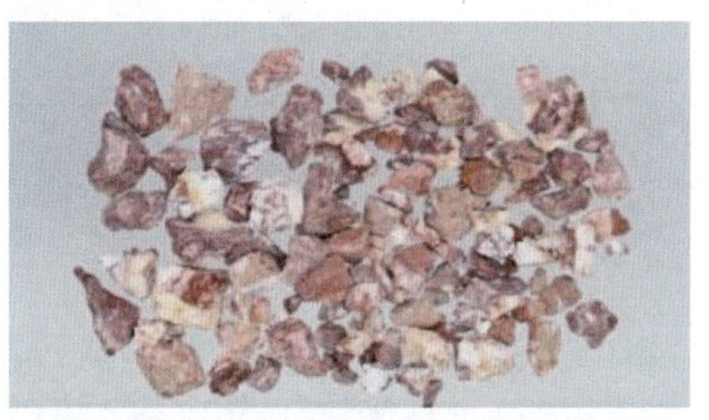

磁石

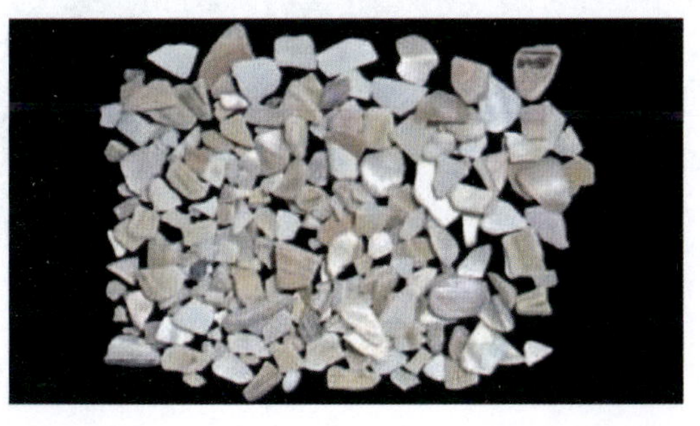

赤石脂

2. 请查阅《常见处方饮片调剂信息页》中第四章第 1 节“除加减银翘散处方以外的 71 味特殊处理中药饮片的性状鉴别”（第 152 页），通过表面特征，区分贝壳类中药饮片珍珠母、瓦楞子、石决明。请在括号内写出药名并在图片上标注表面特征。

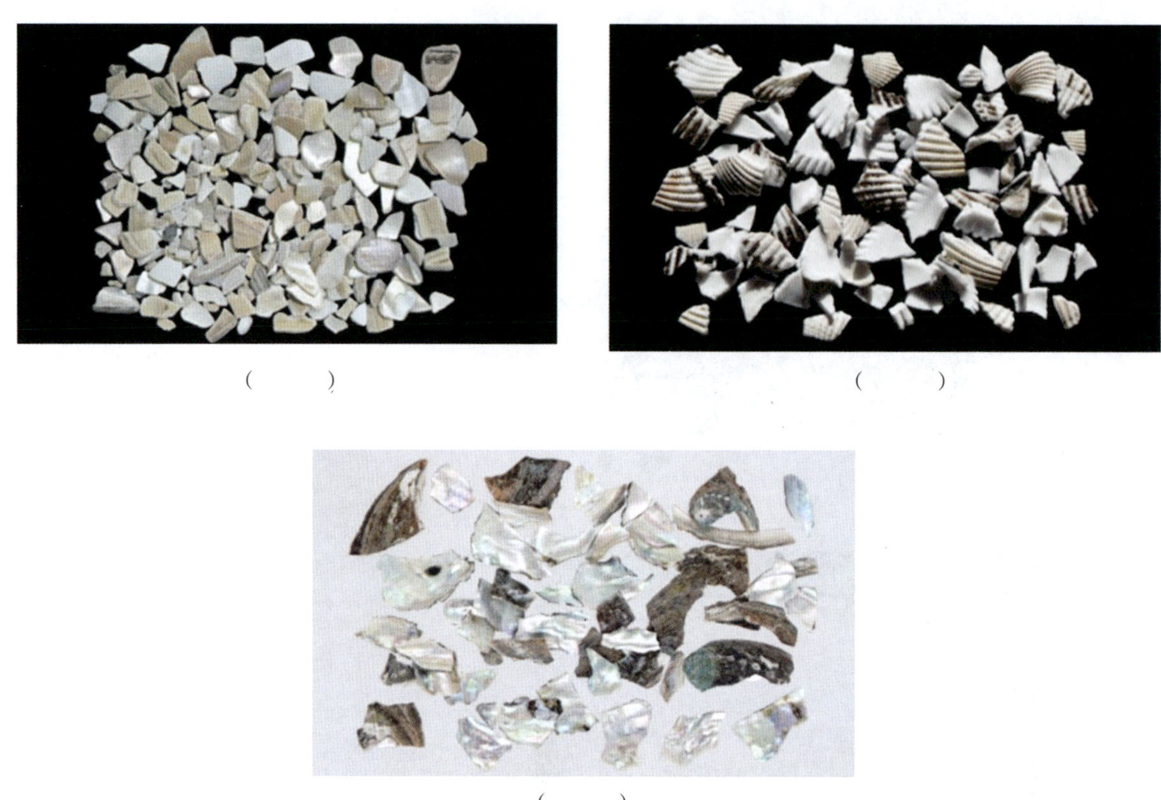

（　　）　　（　　）

（　　）

3. 请查阅《常见处方饮片调剂信息页》中第四章第 1 节“除加减银翘散处方以外的 71 味特殊处理药中药饮片的性状鉴别”（第 152 页），通过观察茎、叶的形态特征以及嗅闻其气味，可以区分全草类相似中药饮片药对青蒿与佩兰，以及穿心莲与半枝莲。请在括号内写出药名并说出其表面特征。

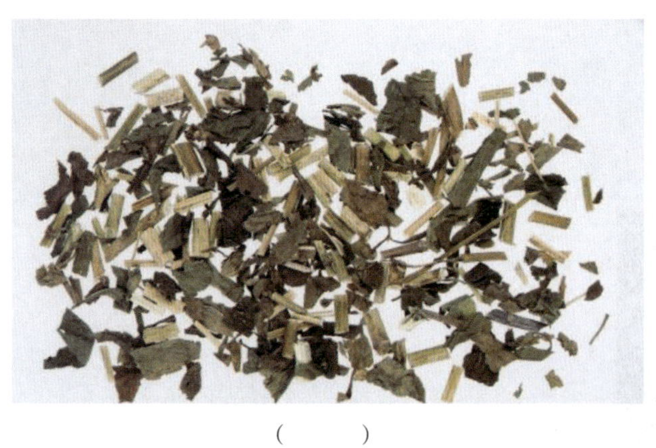

（　　）

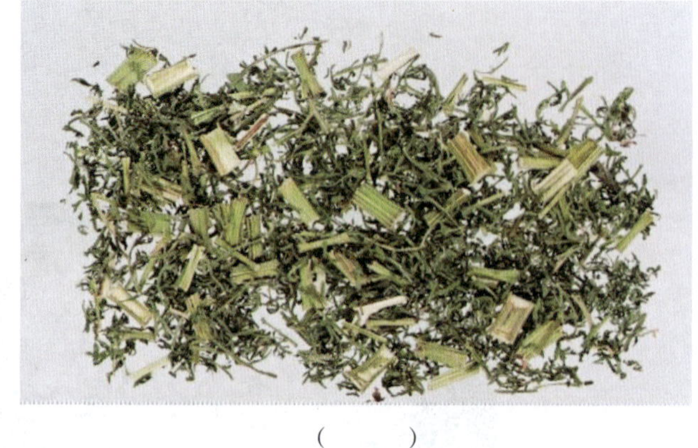

（　　）

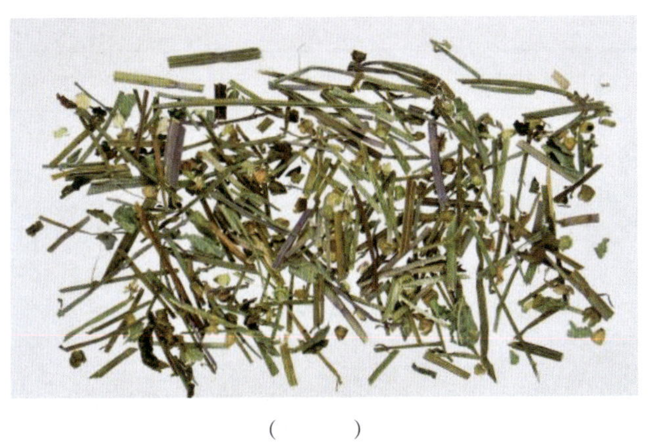

（ ）

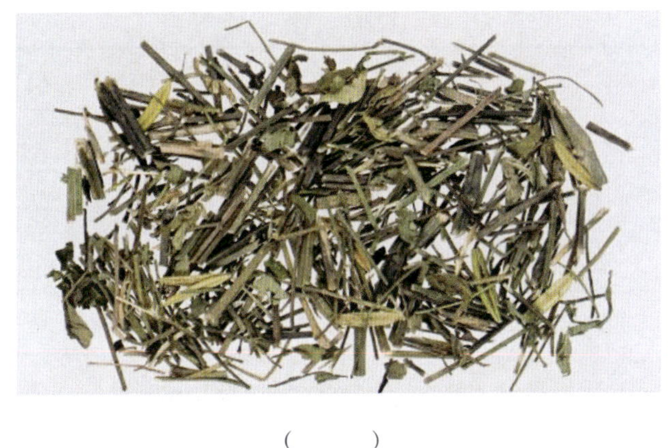

（ ）

4. 请查阅《常见处方饮片调剂信息页》中第四章第 1 节“除加减银翘散处方以外的 71 味特殊处理药中药饮片的性状鉴别”（第 152 页），请对照半夏的不同炮制加工品，在表 5-3-1 中药饮片识别纠错表中做出判断，若药名正确则打√，药名错误则打 ×，并在括号中写出正确的药名。

表 5-3-1 中药饮片识别纠错表

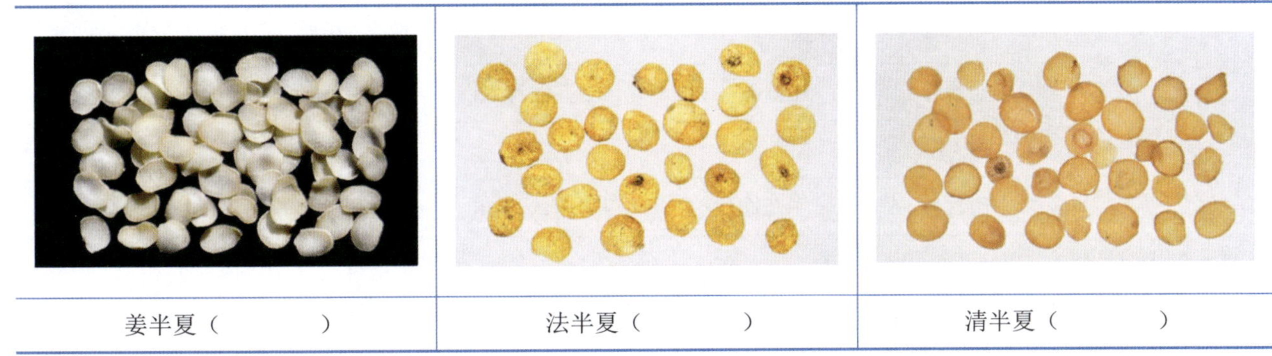		
姜半夏（ ）	法半夏（ ）	清半夏（ ）

5. 请查阅《常见处方饮片调剂信息页》中第四章第 1 节“除加减银翘散处方以外的 71 味特殊处理药中药饮片的性状鉴别”（第 152 页），认识不同中药饮片的性状，每组 10 味中药饮片，共 8 组。每 20 分钟完成一组中药饮片的识别。将识别出的中药饮片正名填写在表 5-3-2 中药饮片识别记录表中。

表 5-3-2 中药饮片识别记录表

第一组	中药饮片 1	中药饮片 2	中药饮片 3	中药饮片 4	中药饮片 5
	中药饮片 6	中药饮片 7	中药饮片 8	中药饮片 9	中药饮片 10
第二组	中药饮片 11	中药饮片 12	中药饮片 13	中药饮片 14	中药饮片 15
	中药饮片 16	中药饮片 17	中药饮片 18	中药饮片 19	中药饮片 20

续表

第三组	中药饮片 21	中药饮片 22	中药饮片 23	中药饮片 24	中药饮片 25
	中药饮片 26	中药饮片 27	中药饮片 28	中药饮片 29	中药饮片 30
第四组	中药饮片 31	中药饮片 32	中药饮片 33	中药饮片 34	中药饮片 35
	中药饮片 36	中药饮片 37	中药饮片 38	中药饮片 39	中药饮片 40
第五组	中药饮片 41	中药饮片 42	中药饮片 43	中药饮片 44	中药饮片 45
	中药饮片 46	中药饮片 47	中药饮片 48	中药饮片 49	中药饮片 50
第六组	中药饮片 51	中药饮片 52	中药饮片 53	中药饮片 54	中药饮片 55
	中药饮片 56	中药饮片 57	中药饮片 58	中药饮片 59	中药饮片 60
第七组	中药饮片 61	中药饮片 62	中药饮片 63	中药饮片 64	中药饮片 65
	中药饮片 66	中药饮片 67	中药饮片 68	中药饮片 69	中药饮片 70
第八组	中药饮片 71	中药饮片 72	中药饮片 73	中药饮片 74	中药饮片 75
	中药饮片 76	中药饮片 77	中药饮片 78	中药饮片 79	中药饮片 80

6. 请从教师处随机选取一个混合药盘，独立将10味易混淆中药饮片挑出并正确识别，将识别出的易混淆中药饮片正名填写在表5-3-3中，完成考核项目“含特殊处理处方饮片及其他中药饮片的混挑”。组间成员相互评价，考核评分表见表5-3-4。

表 5-3-3　处方饮片及其他中药饮片的混挑答题卡

混合药盘号码（　　）	混淆中药 1	混淆中药 2	混淆中药 3	混淆中药 4	混淆中药 5
	混淆中药 6	混淆中药 7	混淆中药 8	混淆中药 9	混淆中药 10

表 5-3-4　“含特殊处理处方饮片及其他中药饮片的混挑”考核评分表

评价项目	评价标准	分值	互评（100%）
易混淆中药饮片	一个混合药盘中共有 10 味易混淆中药饮片，正确写出 1 味得 2 分	20	
（共 20 分）合计得分			
互评人签名：			

7. 根据 80 味特殊处理中药饮片的识别情况，总结自身尚不能完全识别或区分的相似中药饮片，小组讨论并记录该中药饮片的鉴别要点或该组中药饮片的异同点。

____

____

____

____

学习步骤二　复核加减银翘散处方饮片

学生活动（一）　复核所调配中药饮片的药味、剂量、质量、脚注并考核

引导问题：现需要复核加减银翘散处方饮片的药味、剂量、质量和脚注，请根据提示回答以下问题。

1. 请查阅《常见处方饮片调剂信息页》第一章第 1 节“加减银翘散处方的组成与应用”（第 14 页）及“常见脚注术语及特殊处理方法”（第 14 页），结合加减银翘散处方饮片的药味、剂量，写出加减银翘散处方的特殊处理中药饮片的名称、剂量和特殊处理方法。

____

2. 请查阅《常见处方饮片调剂信息页》第四章第 2 节“复核处方”（第 188 页），明确药味、质量、脚注、剂量等，练习加减银翘散处方复核操作，完成中药饮片的复核，填写表 5-3-5 加减银翘散处方饮片复核记录表，并在处方复核栏中签字。

表 5-3-5　　**加减银翘散处方饮片复核记录表**

<table>
<tr><td rowspan="2">药味复核</td><td colspan="3">结果是否正确</td><td colspan="5">结果有误的写出具体错误内容</td></tr>
<tr><td colspan="3"></td><td colspan="5"></td></tr>
<tr><td>质量复核</td><td colspan="3"></td><td colspan="5"></td></tr>
<tr><td>脚注复核</td><td colspan="3"></td><td colspan="5"></td></tr>
<tr><td rowspan="5">剂量复核</td><td>处方单剂量</td><td colspan="7"></td></tr>
<tr><td>处方总剂量</td><td colspan="7"></td></tr>
<tr><td>剂数 / 实际单剂量</td><td colspan="2">①</td><td colspan="2">②</td><td colspan="3">③</td></tr>
<tr><td>实际总剂量</td><td colspan="7"></td></tr>
<tr><td>单剂量最大误差率</td><td></td><td>是否符合要求（±1%）</td><td></td><td>总剂量误差率</td><td></td><td>是否符合要求（±1%）</td><td></td></tr>
<tr><td>备注</td><td colspan="8"></td></tr>
</table>

3. 请复核教师已经准备好的 3 剂中药饮片，完成考核项目“中药饮片的复核”。互评人为其他小组组长，考核评分表见表 5-3-6。

表 5-3-6　　**“中药饮片的复核”考核评分表**

<table>
<tr><td>评价项目</td><td colspan="4">评分标准</td><td>分值</td><td>互评（100%）</td></tr>
<tr><td>药味复核</td><td colspan="4">少复核出药味一项扣 1 分，扣完为止</td><td>2</td><td></td></tr>
<tr><td>质量复核</td><td colspan="4">少复核出一项扣 1 分，扣完为止</td><td>2</td><td></td></tr>
<tr><td>脚注复核</td><td colspan="4">少复核出一项扣 1 分，扣完为止</td><td>2</td><td></td></tr>
<tr><td rowspan="4">剂量复核</td><td>处方单剂量</td><td colspan="3"></td><td>1</td><td></td></tr>
<tr><td>实际单剂量</td><td></td><td></td><td></td><td>3</td><td></td></tr>
<tr><td>单剂量最大误差率计算</td><td colspan="3">列出单剂量最大误差率计算公式得 2 分；计算正确得 2 分
单剂量最大误差率计算公式及结果：
(　　　　　　　　　　　　　　　　)</td><td>2</td><td></td></tr>
<tr><td>总剂量误差率计算</td><td colspan="3">列出总剂量误差率计算公式得 2 分；计算正确得 2 分
总剂量误差率计算公式及结果：
(　　　　　　　　　　　　　　　　)</td><td>2</td><td></td></tr>
<tr><td colspan="6">（共 14 分）合计得分</td><td></td></tr>
<tr><td colspan="7">互评人签名：</td></tr>
</table>

学生活动（二） 观看视频，感悟质量为本意识

引导问题：请查阅《常见处方饮片调剂信息页》第七章第 2 节“质量为本意识”（第 220 页），观看视频“在家里煮中药行吗”，结合工作职责，反思自己的工作表现，寻找提升的方向。

1. 在复核过程中，有没有发现错配、漏配、误差率较大等问题？请思考错误发生的原因。

____

____

____

2. 结合视频“在家里煮中药行吗”，谈一谈对特殊处理中药饮片煎煮时间的理解。

____

____

____

____

3. 请你想一想处方调配或煎煮出现错误，可能会造成的后果有哪些？小组讨论应如何避免差错发生。

____

____

____

____

学习环节四　加减银翘散处方饮片的包装与发药

学习目标

1. 能在教师指导下，完成加减银翘散处方饮片的包装（四角包法、五角包法），做到包装美观牢固。

2. 能在教师指导下，交代患者薄荷后下特殊处理的煎煮流程及注意事项，发药交代准确无误，具备较高的理解与表达能力。

建议学时

7 学时

学习要求

序号	学习步骤	学习内容	学时	备注
1	包装加减银翘散处方饮片（四角包法、五角包法）	1. 四角包法、五角包法的适用范围 2. 四角包、五角包的操作方法	5 学时	
2	发药和交代特殊处理中药饮片	1. 含特殊处理中药饮片的煎煮流程及注意事项 2. 较高的理解与表达能力	2 学时	

本环节学习流程

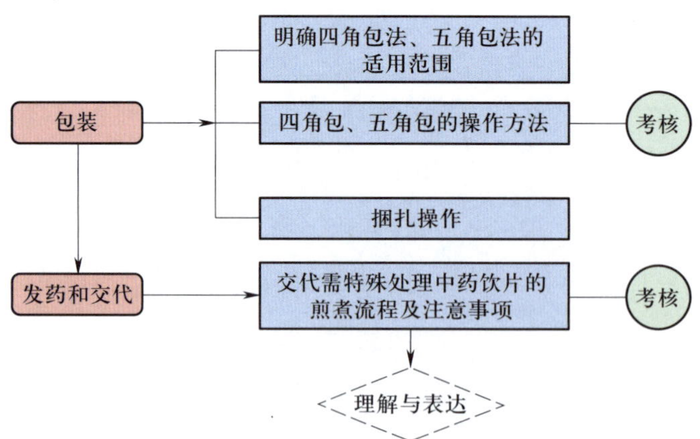

学习步骤一　包装加减银翘散处方饮片（四角包法、五角包法）

学生活动（一）　明确四角包法、五角包法的适用范围

引导问题 1：请查阅《常见处方饮片调剂信息页》第五章第 1 节“四角包法、五角包法的适用范围”（第 193 页），梳理出四角包法、五角包法的特色适用范围，并完成以下填空题。

中药饮片四角包法和五角包法适用于＿＿＿＿＿＿＿＿＿＿＿＿的中药饮片。

引导问题 2：请比较本任务所学“四角包法”和“五角包法”的不同，并将结果记录在表 5–4–1 四角包法和五角包法特色对比表中。

表 5–4–1　　四角包法和五角包法特色对比表

项目	四角包法	五角包法
中药饮片适用范围		
牢固度		

学生活动（二）　演练四角包、五角包的操作过程并考核

引导问题 1：请观看《常见处方饮片调剂信息页》第五章第 1 节中“包小包的方法”（第 193 页），独立演练四角包、五角包的操作过程。组内评比选出最符合包装要求的中药包，上交组间评比，评选出最优中药包。

引导问题 2：挑选出几个不规范中药包，小组讨论不规范中药包出现的问题及包装过程中遇到的问题，针对问题练习并改进，完成加减银翘散处方饮片的包装。

引导问题 3：每组安排 4 ~ 6 名学生，在 3 分钟以内运用四角包法、五角包法包装 6 个中药包，交给同组学生互评，完成考核项目“中药包的四角包法”和“中药包的五角包法”。考核评分表分别见表 5–4–2、表 5–4–3。

表 5–4–2　　“中药包的四角包法”考核评分表

评价项目	评分标准				分值	互评（100%）
牢固度	中药包经掂量不散包				3	
	中药包无破损、漏药				2	
美观度	包形美观				1	
时间	≤ 3 分钟	2 分	>3 分钟	0 分	2	
（共 8 分）合计得分						
互评人签名：						

表 5-4-3 “中药包的五角包法”考核评分表

评价项目	评分标准				分值	互评（100%）
牢固度	中药包经掂量不散包				3	
	中药包无破损、漏药				2	
美观度	包形美观				1	
时间	≤ 3 分钟	2 分	>3 分钟	0 分	2	
（共 8 分）合计得分						
互评人签名：						

学生活动（三） 演练中药包的捆扎

引导问题：独立回忆已学习过的中药饮片包装方法，在 2 分钟内，完成 3 剂加减银翘散处方饮片的包装和捆扎操作，做到包装牢固、美观，捆扎结实。

学习步骤二 发药和交代（特殊处理中药饮片）

学生活动 交代需特殊处理中药饮片的煎煮流程及注意事项并考核

引导问题 1：请查阅《常见处方饮片调剂信息页》第七章第 1 节“理解与表达案例 1 ~ 7”（第 213 页），梳理案例表达特点，自行组织语言，将加减银翘散处方的发药交代过程写在下方。

____

____

____

____

____

____

____

____

引导问题 2：小组成员相互扮演中药调剂员和顾客，中药调剂员将药包递给模拟顾客，演练加减银翘散处方的发药交代过程，随后请各组派出两名成员相互扮演角色，完成加减银翘散处方的发药交代，投票选出发药交代过程正确、理解与表达能力最佳的一组，给予该组课堂表现加分。

引导问题 3：请根据教师提供的含特殊处理中药饮片的处方，组内成员相互扮演角色，完成考核项目“交代含特殊处理中药饮片的煎煮流程及服用方法”，互评人为扮演顾客的组员，考核评分表见表 5-4-4。

表 5-4-4　“交代含特殊处理中药饮片的煎煮流程及服用方法”考核评分表

评价项目	评分标准	分值	互评（100%）
核对患者姓名	未核对扣 1 分	1	
双手递药，礼貌服务	做错一项扣 1 分，扣完为止	2	
交代含特殊处理中药饮片的煎煮流程及服用方法	交代煎煮流程及服用方法，少交代出一项扣 1 分，扣完为止	5	
交代含特殊处理中药饮片的服用注意事项	交代服用汤剂时的注意事项，错一项扣 1 分，扣完为止	2	
（共 10 分）合计得分			
互评人签名：			

学习环节五　满意度调查、清场与反思

学习目标

1. 能独立制定满意度调查方案，完成顾客满意度调查，确保数据有效，具备自主学习能力。
2. 能独立认真、快速完成场地清洁，符合“6S”标准清洁要求，具备较高的劳动精神。

建议学时

6 学时

学习要求

序号	学习步骤	学习内容	学时	备注
1	调查顾客满意度和清场	1. 满意度调查方案制定 2. 自主学习能力	2 学时	
2	反思加减银翘散处方饮片调剂过程	1. 加减翘散处方饮片调剂过程的总结与反思 2. 加减翘散处方饮片调剂的技术要点	4 学时	

本环节学习流程

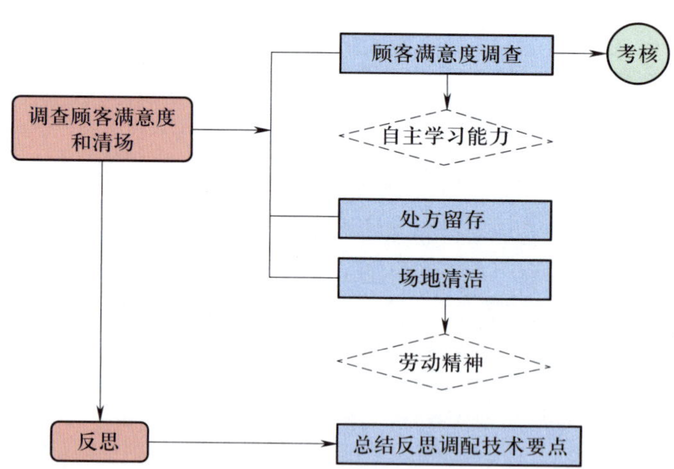

学习步骤一　调查顾客满意度和清场

学生活动（一）　指导顾客完成满意度调查并考核

引导问题 1：为了更好地服务顾客，需要进行顾客满意度调查。请查阅《常见处方饮片调剂信息页》第六章第 1 节“调查顾客满意度”（第 203 页），回忆整理前期所学满意度调查相关知识，回答下列问题。

1. 请问你学过的顾客满意度调查方法有哪些？请打“√”。

□意见卡片法

□二维码在线调查法

2. 满意度调查主要包含哪些内容？请在下列关键词中圈出。

基本信息	价格与价值感	品牌形象与知名度	调查原因
服务体验	顾客反馈与建议	顾客忠诚度与推荐意愿	数据分析

3. 请你根据本组情况完善以下顾客满意度调查方案。

XX 中药门诊顾客满意度调查方案

一、引言

为了__________，针对到本店购买中药的顾客制定本次调查方案。

二、调查目标

本次满意度调查主要是了解顾客对调剂工作人员服务的满意度水平，以发现潜在问题。

三、调查内容与指标

调查的主要内容为产品和服务，具体的满意度评价指标有______________________。

四、调查方法

满意度调查卡调查法。

五、调查问卷设计

见附件。

六、调查实施计划

任务	负责人	职责
发放满意度调查卡	XX	负责将满意度调查卡发放到位
收集满意度调查卡	XX	与模拟顾客沟通，收集数据
整理满意度调查卡	XXX	整理所收集的调查卡，汇总

引导问题 2：现有一位顾客已经取完药，工作人员想要对其进行满意度调查。请查阅《常见处方饮片调剂信息页》第七章第 1 节“自主学习”（第 215 页）及第六章第 1 节“调查顾客满意度”（第 203 页），理解自主学习的内涵，回答下列问题并完成考核。

1. 请检索顾客满意度调查相关资料，根据所学知识设计一份问卷，并利用自己所设计的问卷，组内两名学生进行角色扮演，模拟工作人员和顾客沟通交流，引导顾客填写问卷。工作人员作为自评人，顾客作为互评人，完成考核项目“顾客满意度调查”。考核评分表见表 5-5-1。

表 5-5-1　“顾客满意度调查”考核评分表

评价项目	评价标准	分值	自评（50%）	互评（50%）
顾客满意度调查	引导顾客填写完成满意度调查卡	4		
	准确梳理并总结顾客对服务过程中的赞赏之处和不满意之处	4		
	能够根据顾客的反馈，针对性地向顾客反馈处置措施	4		
（共 12 分）合计得分				
自评人签名：			互评人签名：	

2. 请结合顾客对你服务的赞赏之处和不满意之处，撰写本次满意度调查的经验小结，并针对性地提出保持优势或调整改进的建议。

可以根据自身情况撰写，总结中包含顾客对服务过程中赞赏之处和欠满意之处，并针对性给出保持或调整建议，言之有理即可。

____

____

____

____

学生活动（二） 完成加减银翘散处方的留存

引导问题：请按照《常见处方饮片调剂信息页》第六章第2节“处方留存”（第208页）的相关要求，思考处方留存的意义，完成加减银翘散处方的留存工作。

学生活动（三） 完成场地清洁

引导问题：请查阅《常见处方饮片调剂信息页》第六章第3节“中药饮片调剂工作站清场要求”（第209页），明确“6S”标准要求，独立认真、快速地完成场地清洁，保证工作站干净整洁，符合“6S”标准要求，并填写清场记录表5-5-2。

表5-5-2 清场记录表

序号	清洁内容	完成情况	清场后图片
1	调剂台		
2	戥秤		
3	地面		
4	卫生工具		
用时：		签字：	

学习步骤二 反思加减银翘散处方饮片调剂过程

学生活动 总结反思加减翘散处方饮片调配技术要点

引导问题1：请对照图5-5-1加减银翘散处方饮片调配流程图，回忆自己在每个环节的操作表现，先进行自我星级评定，再由组内星级评定，并将结果记录在表5-5-3星级评定记录表中。

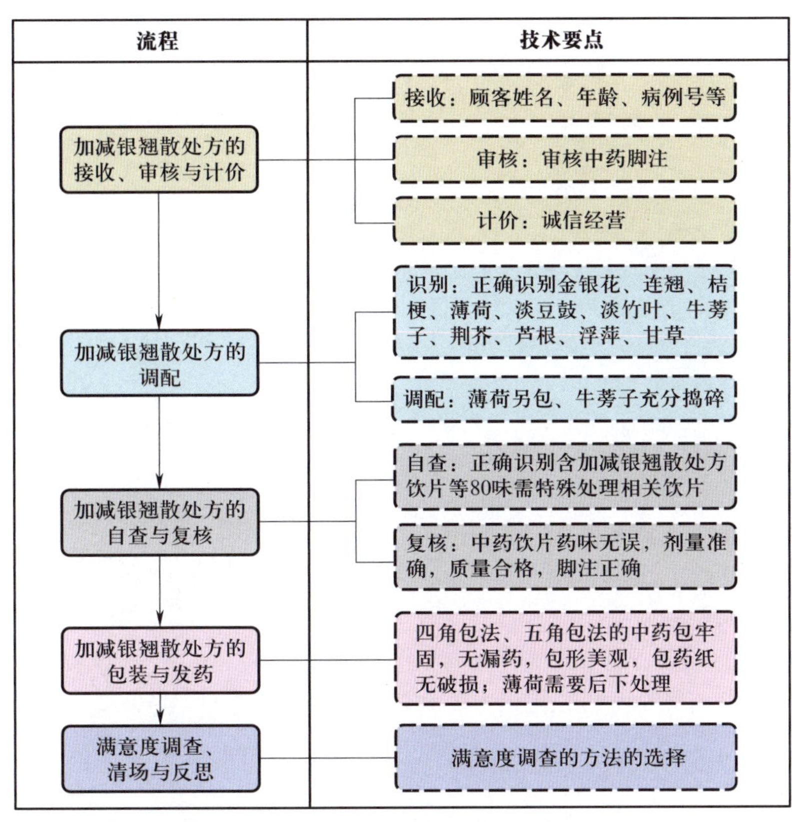

图 5-5-1　加减银翘散处方饮片调配流程图

表 5-5-3　　星级评定记录表

序号	学习环节	自我星级评定（1~3 星）	组内星级评定（1~3 星）
1	加减银翘散处方的接收、审核与计价		
2	加减银翘散处方的调配		
3	加减银翘散处方的自查与复核		
4	加减银翘散处方饮片的包装与发药		
5	满意度调查、清场与反思		

引导问题 2：根据表 5-5-3 的星级评定，思考以下问题，并做好课上分享的准备。

1. 你在哪些环节存在困惑或者有较大的问题？

____

2. 组内哪位同学在你遇到问题的在这个环节上表现得较好？你认为做得好的地方是什么？

____

3. 将你的困惑或操作中出现的问题和组内同学进行探讨，看看是否有更好的解决办法。

____

引导问题 3：请总结反思加减翘散处方饮片调配技术要点，制作加减银翘散处方饮片调剂环节流程、加减银翘散处方的调配、常见处方的自查与复核 3 个思维导图。

引导问题 4：请回顾五个学习任务的常见处方饮片调配技术要点，根据调配流程，思考每个环节的关键技术和学习成果，总结自己还需要改进和练习的地方，并绘制思维导图。